贵州警察学院规划教材

U0881561

警务现场急救

万　伟　主编

中国人民公安大学出版社
CPPSUP
全国百佳图书出版单位

图书在版编目（CIP）数据

警务现场急救 / 万伟主编. -- 北京 ：中国人民公安大学出版社，2024. 12. -- ISBN 978-7-5653-4916-4

Ⅰ. R459. 7

中国国家版本馆 CIP 数据核字第 2025DT9435 号

警务现场急救

万　伟　主编

责任编辑：张建平
责任印制：王晓博

出版发行：中国人民公安大学出版社
地　　址：北京市西城区木樨地南里
邮政编码：100038
经　　销：新华书店
印　　刷：北京市科星印刷有限责任公司

版　　次：2024 年 12 月第 1 版
印　　次：2024 年 12 月第 1 次
印　　张：8. 5
开　　本：787 毫米×1092 毫米　1/16
字　　数：162 千字

书　　号：ISBN 978-7-5653-4916-4
定　　价：45. 00 元

网　　址：www.cppsup.com.cn　www.porclub.com.cn
电子邮箱：zbs@ cppsup.com　zbs@ cppsu.edu.cn

营销中心电话：010-83903991
读者服务部电话（门市）：010-83903257
警官读者俱乐部电话（网购、邮购）：010-83901775
教材分社电话：010-83903084

本社图书出现印装质量问题，由本社负责退换
版权所有　侵权必究

贵州警察学院规划教材

编审委员会

主　任： 汤　敏　吴一文

副主任： 范大裕　袁　瑛　林　苇

委　员：（按姓氏笔画排序）

王占洲　刘琍萍　刘锦涛　安国江

孙　利　杨英仓　杨建勇　李　惠

李媛媛　吴敬杰　宋　斌　张　艳

张丽园　罗　斌　侯兴宇　唐作莉

龚卫平

警务现场急救

主　编　万　伟

副主编　巩京慧　孟　舒　王金换

撰稿人　（按姓氏笔画排序）

万　伟　王金换　巩京慧　孟　舒

前　言

执行公务时，人民警察时常面临比其他职业更多的突发意外状况。

警务现场急救已成为警务实战技能的重要组成部分，需要更加专业化、规范化，并逐步普及化。不断提高警务现场急救技能和专业素质，可以更好地应对现场各种突发状况，有效减少伤病损失，保障人民生命安全和健康。

只有接受严格的专业指导和技能训练，人民警察才能在现场急救中更加准确、科学、有效地发挥作用。本教材即因此策划编写。

本教材为贵州警察学院规划教材之一，由本院“警务现场急救”课程负责人万伟组织撰写，相关专职教师共同完成。本教材的撰写分工如下：万伟：第一章、第五章第四节至第七节、附录；孟舒：第二章；巩京慧：第三章、第四章；王金换：第五章第一节至第三节。本教材中的照片由万伟、巩京慧拍摄，2022 级刑事科学技术系 2 班学警协助拍摄。

由于编者水平有限，加之撰写时间仓促，书中难免存在疏漏，请读者批评指正。

编写组

2024 年 10 月

目 录

第一章　警务现场急救概述

【学习重点】

警务现场急救的特点、任务、操作指引。

【学习难点】

警务现场急救的任务、操作指引。

【学习目标】

知识目标：学习现场急救的主要内容，掌握现场急救过程操作的正确指引；了解现场急救的目的和意义以及现场急救的原则要求。

能力目标：了解我国警务现场急救艰辛发源发展历程，树立以人为本的主导思路。

素质目标：引导学生体悟学好现场急救技术是全心全意为人民的生动实践，践行社会主义核心价值观。

急诊医学是专注于处理各类急性病和突发意外伤害的医学专业，是医学领域里非常重要的一个分支，它涵盖了对各类疾病和突发情况的诊断与处理。现场急救属于急诊医学中的初步急救，亦称院前急救，是急诊医疗服务体系的重要组成部分，在保障人民健康、整合医疗资源、提高医疗质量、推动医学发展以及加强公共教育等方面有着非常重要的意义。

警务现场急救是现场急救在警务活动中的具体应用，其核心在于将现场急救的知识和技能融入警察的日常工作与应急响应中。与一般的现场急救相比，警务现场急救不仅强调急救技能的掌握，更要求警察在面对紧急情况时能够迅速、准确地做出判断并实施救治。人民警察在执行公务时，对伤病员提供及时有效的初步救治，可以挽救生命、减轻伤害，有效提升警察的战斗力与公众形象。

第一节　含义及特征

一、含义

警务现场急救，是指人民警察在执行公务时，遇到意外伤害、灾害事故和危急重症导致的人身伤害，在专业医务人员尚未到达现场的情况下，对伤病员进行的现场急救措施。警务现场急救是警务实战技能的重要组成部分，是人民警察应该掌握的独特能力和特殊技能，是职业能力的重要体现。人民警察应充分认识到在处理暴力犯罪、伤害案件及突发性安全事件或意外灾害事故时，仅关注案情是不够的，还必须同时具备良好的现场急救技能，对现场突发疾病、意外伤害的伤病员进行正确的处置，在专业的医护人员抵达现场之前实施最基本的、公认的警务现场急救措施。

二、特征

从构成要素来说，警务现场急救的主体、客体、发生的地点、内容和方式方法都不同于其他急救。从主体来说，是正在执行任务的人民警察而不是医务人员；针对的客体不仅是受伤的人民群众，还有人质或已被制服的犯罪嫌疑人，同时由于警务人员执法的危险性，其客体还应包括队友和自身；警务现场急救发生的地点不是一般的突发性疾病或意外伤害的事发现场，还包括交通事故、火灾、水灾、地震以及各种恶性事故和恐怖袭击事件的案发现场。

由于警察职业的特殊性，警务现场急救具有依法性的特点。依法性指在现场急救时必须考虑相关法律问题。由于在我国现场急救尚未被正式列入警务活动，因此相关法律支持尚未建立，但根据《人民警察法》第二条及第二十一条规定，警察可以而且应该履行急救义务。但要注意保护被救助人的隐私及尊重当事人意愿，且不得遗弃伤病员。一旦接手伤病员，警察便有义务负责到底，直到被医务人员等其他有急救资质的人员接手。

警务现场急救的专业性不强。警务现场急救的主要职责是在医务人员抵达现场之前，对伤病员进行临时性的急救，如止血、帮助伤病员立即脱离险境、固定骨折部位、人工呼吸以及胸外按压等。因此，警察所接受的现场急救培训仅涉及基础知识，以现场急救知识的应知应会为限，不必过多涉及专业性很强的医学知识。

第二节 任务及原则

警察在执行任务时，常常会面临各种紧急情况，现场往往有伤病员，警务现场急救对于保护伤病员和警察的生命安全至关重要。

经典案例

2021 年 6 月，在四川省成都市太古里街，一名 30 多岁的男子突然晕倒街头，当时男子浑身抽搐，口吐白沫，没有意识，没有呼吸，情况十分危急。贵州黔东南州交警支队的民警郑刚途经现场，立刻展开教科书式急救，在持续进行心肺复苏后昏迷男子苏醒。作为公安民警，郑刚用实际行动践行了全心全意为人民服务的根本宗旨，充分展现了公安民警营造良好社会氛围的精神风貌。

一、警务现场急救的任务

（一）维持和抢救生命，降低死亡率

警务现场急救的首要任务就是保障伤病员的生命安全。在现场急救中，应该迅速判断伤病员的生命体征，如呼吸、脉搏、意识等，以确定伤病员的生命状态。如果伤病员的生命体征不稳定，应该立即采取措施进行急救，如心肺复苏、止血、解除呼吸道阻塞等。据统计，有 87.7%的猝死发生在医院外，没有医护人员参与，猝死人员中有 35%~40%如在现场及时进行心肺复苏，可以挽救生命，这些都需要我们救护人员争分夺秒地把握好“黄金时间”，以有效挽救伤病员生命。

（二）减轻症状，缓解痛苦

警务现场急救的另一个重要任务是缓解伤病员的疼痛。在突发意外事件中，伤病员可能会出现各种不适，如头痛、胸痛、腹痛、呼吸不畅、虚脱等。在紧急情况下，掌握基本的急救知识和技能可以帮助伤病员减轻痛苦和症状，为进一步的治疗争取时间。为了缓解伤病员的疼痛，应该根据伤病员的情况，采取相关措施如包扎、固定，为伤病员调整体位，保暖等。

（三）有效预防并发症，减少伤残

警务现场急救的任务还有防止伤病员情况继续恶化，以及可能留下的后遗症，使致残率降到最低限度，为医院救治创造条件。同时还能大幅缩短治愈时间，降低后期的治疗成本。

（四）给予心理安慰

在紧急情况下，伤病员可能会有恐惧、焦虑、无助等不良情绪。这些情绪可能会加重伤病员的身体症状，甚至导致病情恶化。因此，给予心理安慰是非常必要的。在现场急救中，可以通过与伤病员沟通来给予人文关怀，包括与伤病员进行简单的交流，了解他们的需求和顾虑，并给予相应的支持和安慰。作为救护人员对伤病员采取及时、有效、正确的处理，能大大减少伤病员的痛苦，并使清醒的伤病员得到及时的心理安慰。

二、警务现场急救的职责①

在有人员伤亡的现场，警察的职责既有别于消防人员，也有别于专业的医务人员，主要表现在以下两个方面：

一是职责不同。警察除现场急救之外，还承担了许多职责，如保护现场，发现、提取物证，抓捕或控制犯罪嫌疑人，询问证人、被害人，维护现场秩序，疏导交通、疏散人群等。消防和专业医疗救护人员在急救现场的活动内容以救护为主。

二是抢救的等级不同。警察现场急救属于院前非专业人员的急救，受法律、医疗专业知识、急救技能和设备限制，其施救范围和等级有限，是在专业医疗救援到达之前对伤病员进行的临时性的救助。

因此，警务现场急救的职责主要是：

1. 保障安全。在急救过程中要保护自身、团队以及伤病员的安全，而且始终要把安全放在首位。

2. 提供救助。通过对现场伤病员进行伤情评估，采取有针对性的紧急救助。

3. 主动协助。根据现场情况呼叫增援，如消防、医疗紧急救助系统等。一旦有专业的救援人员抵达现场，警务人员急救职责就转换为协助救护。

4. 收集信息。准确无误的信息是成功抢救伤病员的关键，现场警务人员应收集与伤病员救助相关的重要信息，以便采取有效的救助措施，也便于专业的救援人员到达后快速利用所收集到的信息。

警察在现场急救过程中，应对以下行为承担法律责任：

1. 遗弃。在现场急救过程中，警察一旦接触伤病员，便有法定义务责任救助，直至被其他救援人员接替。如果警察擅自放弃救助义务，将伤病员弃置不顾，应当受到法律追究。

2. 过失。警察有法定义务为伤病员提供基本的急救服务，如果未履行相关职责而使伤病员伤势或病情进一步恶化，则负有过失之责。

3. 暴露隐私。警察和其他救护人员对伤病员病情有保密的法定义务，泄露伤病员病情是违法行为。伤病员信息包括病史、伤势、病情评估、诊断结果以及治疗手段等，这些信息均不能泄露给与急救无关的人员。未经伤病员同意，不能泄露给伤病员家庭成员以外的人员。警察谈论案情时，应避免将上述信息传播出去。

三、警务现场急救的原则

警务现场急救的基本原则是先重后轻，先救后送。在现场快速、准确、有效地

① 李丹. 警察现场急救教程. 中国人民公安大学出版社，2024：2.

采取救护措施，确保伤病员的生命安全和健康。救护人员到达现场后先救命后治病，首先迅速而果断地处理直接威胁伤病员生命的伤情或症状，同时迅速对伤病员进行全身体检。这对因创伤所致的昏迷伤病员，以及从外观上不能确定损伤部位和伤情程度的伤病员尤为重要。同时要注意及时呼救、记录信息和交接信息，以便更好地完成急救任务。

（一）“先抢后救”原则

在救治受助者前应评估现场情况，判断现场是否安全，是否适合开展救治措施，若现场情况允许，可在现场直接救治，若现场比较复杂或危险，控制现场后先将伤病员移至适合救治的场所再进行救治。若伤病员伤情不易判断或移动后可能造成严重健康伤害的，建议不要轻易移动伤病员。

（二）“先重后轻”原则

作为“第一目击者”的警务工作者，面对有多名人员需要救治时，应当先果断救助伤情严重、可能存在生命危险的伤病员，而后按照伤情，由重至轻依次对其他伤病员进行救治。

（三）“先救后送”原则

根据现场情况，在专业医护队伍到达现场前，第一时间对伤病员实施救助措施并持续观察记录伤病员伤情变化，待专业医护队伍到达后再进行转送。

（四）“先复后固”原则

对伤情进行判断后，若出现心跳及呼吸停止且有骨折（胸肋骨骨折除外），切勿移动伤病员，首先要对其开展胸外按压和人工呼吸等使其心肺复苏，而后再固定骨折处。

（五）“先止后包”原则

若伤病员大量出血并有创口，要先采取指压、止血带、药物止血等方式对其实施止血处理，而后消毒进行包扎。

（六）“先固后搬”原则

若伤病员有骨折伤情，切勿直接搬运，应根据现场情况使用杂志、木板、树枝等对其骨折处进行固定，而后再实施搬运。

第三节
操作指引

一、现场安全评估

在实施现场急救前，应对现场情况进行形势评估，确认事发现场及周围环境是否安全、是否会对施救者和伤病员构成威胁是现场急救的首要原则和步骤。在确保自身和伤病员安全的情况下，确保无危险因素存在或者已安全脱离险境后，再判明事故原因及受助者情况（人数、伤情），拟定救治方案。

在救治过程中要注意自我防护，避免交叉感染，观察现场情况是否存在“危险源”（犯罪嫌疑人、爆炸物、危险场所等），有条件的应洗手并佩戴一次性医用橡胶手套，佩戴防护眼罩，避免赤手接触伤口、敷料，避免对着伤口呼吸或打喷嚏。

二、伤病员分类

伤病员分类是现场急救工作的重要组成部分，正确而合理的分类是提高抢救成功率的关键，利用现有的人力、物力和时间，抢救有存活希望的伤病员，是提高存活率的有效方法。现场救护人员，应该是经过训练，有一定经验、有组织能力和协调能力的。如何分类，要从如下几方面考虑：

通过全面体格检查，按伤病情轻重，一般可将伤病员分为四种情况。

1. 轻度伤病员意识清醒，能够配合检查，对刺激反应灵敏。

2. 中度伤病员对刺激有反应，但不灵敏，说明有轻度意识障碍。对刺激反应微弱者，说明已进入浅昏迷状态。

3. 重度伤病员对刺激完全无反应，说明意识丧失，随时有生命危险。

4. 伤病员呼吸、脉搏停止，瞳孔散大，发生死亡。

根据伤病员伤病情不同可对其进行如下分类（如表 1-1 所示）。

表 1-1　伤病员分类表

类别	程度	标色	伤情
第一优先	危重	红色	伤情危重、有生命危险，如救治存在生存可能
第二优先	重度	黄色	伤情严重但相对稳定，可等候，不会危及生命
第三优先	轻度	绿色	可自行走动、无严重创伤、无须紧急救治
死亡	致命	黑色	无意识、无呼吸、无脉搏

（一）红色

红色标识的伤病员：第一优先救治。常见于非常严重的创伤，如能及时救治可有生存的机会。例如，气道阻塞、休克、昏迷、颈椎受伤、导致远端脉搏消失的骨折、开放性胸腔创伤、股骨骨折、开放性腹腔创伤、大于 50% Ⅱ度～Ⅲ度皮肤烧伤、骨盆压伤等。

（二）黄色

黄色标识的伤病员：第二优先救治。有重大创伤，但可短暂等候而不立刻危及生命或导致肢体残缺。例如，严重烧伤、严重头部创伤但清醒、椎骨受伤（除颈椎外）、多发骨折、须用止血带止血的血管损伤、开放性骨折等。

（三）绿色

绿色标识的伤病员：第三优先救治。该类伤病员可自行行走，也没有严重创伤，其损伤大部分可在现场处置而不需送医院。例如，不造成休克的软组织创伤、小于20%Ⅱ度的烧伤、不造成远端脉搏消失的肌组织的骨骼损伤、单纯四肢闭合性骨折、轻微出血等。

（四）黑色

黑色标识的伤病员：第四优先救治。伤病员已经死亡或有无可救治的创伤，如伤病员死亡征象明显、没有生存希望、没有呼吸和脉搏等。

当现场出现4人次以上的伤病员时，对现场伤情的评估和检伤分类尤为重要。一般情况下，批量伤病员多来自工伤事故、交通事故、大批量食物中毒和不可抗拒的自然灾害等，现场急救是抢救急危批量伤病员的第一线。在抢救批量伤病员的过程中由于时间紧急，伤病员数量较多，加之场面混乱和其他不可预料的干扰因素，增加了抢救难度，故任务繁重。由于致伤因素、伤病员人数、医疗条件和救援人员之间的协调及转运条件等因素的影响，确保救治工作紧张有序、正确有效才是降低死亡率、缓解伤病员症状的决定因素。

在有多名伤病员且救助人员有限的情况下，应按照伤病情程度进行分级处理，避免延误最佳救治时机。

生活安全小贴士

10个威胁生命的伤情

1. 大量出血（外表，血胸，腹部，骨盆/股骨）；

2. 气道阻塞；

3. 高位颈椎损伤；

4. 外伤性主动脉破裂；

5. 连枷胸（多处肋骨骨折使局部胸壁失去完整肋骨支撑而软化，出现反常呼吸运动）；

6. 开放性气胸；

7. 张力性气胸；

8. 心脏压塞；

9. 心肌钝性损伤；

10. 创伤性脑损伤（颅内压增高）。

三、保持冷静

遭遇突发事件时，应当保持冷静，提醒自己现场急救的程序和重点，评估现场情况，同时为现场人员树立信心。施行救助时应沉着大胆，细心负责，分清轻重缓急，果断实施急救方法。对严重损伤和危急重症的伤病员，尤其已经危及生命者，应立即实施就地初步抢救，不能盲目等待救援或者贸然搬动转运。

四、建立信任

面对突如其来的事件，伤病员可能会感到惊慌失措，在对其实施救治措施前，要尽量取得伤病员的信任，解释当前发生的情况。在救护过程中，用语要平静、自信，了解伤病员信息，关注伤病员感受，尊重伤病员想法，并保持安全距离，避免压迫感。如果出现抗拒救助的情况，在取得伤病员信任前应不要与其发生争执，伤病员有拒绝接受救助的权利，要用执法记录仪取证。在专业医护人员到达现场前，不轻易给伤病员药品、食物或饮用水，保留各方面的证据，充分运用现场可供支配的人力、物力来协助急救，并留在现场进行观察。

五、争取帮助

在急救现场，应在确保自身安全的情况下，尽量争取周围人员的协助，共同完成如拨打“120”急救电话、控制现场秩序、询问现场有无接受过急救训练的人员、就便准备急救器材等事项。

拨打急救电话过程中要尽量保持冷静，用语简明，如果同时需要照顾伤病员，则需开启电话免提功能，在拨打电话时应明确告知以下内容：

1. 救治人员及伤病员情况；

2. 地点尽可能提供准确位置的信息或有显著标志的位置，现场是否存在其他危害，如道路凝冻、山体滑坡、煤气泄漏等；

3. 伤病员伤情、症状；

4. 事件发生时间，伤病员目前症状及持续时间等；

5. 联系方式。

六、控制现场、收集证据

在施救现场设立警戒区域，保护好现场，疏散围观人群、疏导滞留车辆，避免因事故影响而将现场破坏。在条件允许的情况下，可同时提取物证、证人证言，为案件侦破提供条件。

施救过程应全程录音录像，尽量确保伤病员个人物品的安全，清点时尽量有第三人在现场证明，待医护人员到场后同伤病员一起移交，若物品与案件有关，则按照相关要求留存证据。

知识链接

中华医学学会急诊医学分会，于 1987 年 5 月 28 日在杭州正式成立。它是中国急诊医学领域中的学术性组织，旨在推动急诊医学的学术研究、人才培养和医疗服务水平的提升。该学会由从事急诊医学工作的医生、护士、科研人员和相关人员组成。学会的主要职能包括组织开展急诊医学研究、推广急诊医学知识、促进学术交流、培养急诊医学人才等。学会还积极参与制定急诊医学领域的规范和标准，为急诊医疗服务的质量和安全提供保障。

在过去的几十年中，学会在推动中国急诊医学的发展方面发挥了重要作用。通过组织学术会议、开展研究和推广，学会为急诊医学的进步做出了重要贡献。同时，学会还积极参与公共卫生事件和灾难的应对工作，为保障人民健康做出了积极贡献。经过多年跨时代发展，分会专业学组数量由最初的 8 个，发展为 17 个，包括：复苏、创伤、危重病、危重病质量管理、心脑血管病、院前、中毒、灾难、儿科 9 个正式学组；临床技术培训、老年健康管理、信息化建设、胸痛、卒中、急性抗感染、临床研究、护理 8 个筹备学组。

【知识小结】

1. 警务现场急救是指人民警察在执行公务时，遇意外伤害、灾害事故和危险重症导致的人员伤害，在专业医务人员尚未到达现场的情况下，根据掌握的急救知识和技能，利用现有的人力、物力进行及时有效的初步自救或互救措施。

2. 警务现场急救的任务就是维持和抢救生命，降低死亡率；减轻伤病员症状，缓解痛苦；有效预防并发症，减少伤残；给予伤病员温暖的人文关怀。

3. 警务现场急救的基本原则就是先重后轻，先救后送。救护人员到达现场后先救命后治病，首先迅速而果断地处理直接威胁伤病员生命的伤情或症状，同时迅速对伤病员进行全身体检，这对因创伤所致的昏迷伤病员，以及从外观上不能确定损伤部位和伤情程度的伤病员尤为重要。

4. 在急救现场，应对现场情况进行形势评估，确定事发现场及周围环境是否安全，在有多名伤病员且救助人数有限的情况下，应按照伤情程度进行分级处理，避免延误最佳救治时机。尽量争取现场周围人员的协助、就便准备急救器材等。有条件的可以在施救现场设立警戒区域，保护好现场，疏散围观人群、疏导滞留车辆，避免因事故影响而将现场破坏。

【课后练习】

1. 作为警务人员，当面临多人受伤的情况时，如何组织周围人员协助并有序完成现场救护？

2. 通过现场急救的发展结合警务工作，谈谈警务现场急救的工作职责以及作用。

3. 警务现场急救的意义和任务是什么？

4. 警务现场急救与现场急救的区别有哪些？

第二章　医学基础知识

【学习重点】

人体九大系统的名称，运动、呼吸、循环系统的结构和功能；人体正常生命体征；检查生命体征和一般情况的基本方法。

【学习难点】

人体各部位名称、结构及功能；综合判断患者的伤病情。

【学习目标】

知识目标：通过本章学习，学生能掌握人体九大系统名称，运动、呼吸、循环系统的结构和功能；掌握人体正常生命体征的值；熟悉其他各系统的结构和功能；了解人体标准解剖姿势、描述人体的方位术语。掌握检查生命体征和一般情况的基本方法；熟悉现场检查伤病情的注意事项和伤员分类的重要作用。

能力目标：通过本章学习，使学生掌握基本的医学知识和技能，能够正确判断和处理常见的急救情况，提高急救能力和水平；培养知识迁移能力，能够将基础知识有效运用到实际中。

素质目标：通过现场伤情评估的课程学习，引导学生树立正确的职业观念和道德观念，增强对人民生命财产安全的责任感和使命感；培养学生的团队合作精神和互助意识，增强与同事、群众之间的沟通和协作能力。使学生认识到作为警察的责任和使命，增强社会责任感和公民意识，积极履行职责，为社会和谐稳定做出贡献。

第一节
人体结构及功能

一、概述

细胞是构成人体的基本单位，细胞与细胞间质共同构成组织，几种组织相互结合，组成器官。人体的诸多器官按功能不同，分别组成九大系统：运动系统、消化系统、呼吸系统、泌尿系统、生殖系统、脉管系统、感觉器、神经系统和内分泌系统。

人体从外形上可分成 10 个局部，每个局部又可细分为若干个小部分。重要的局部为：头部包括颅、面部，颈部包括颈、项部，四肢即左右上下肢，背部、胸部、腹部、骨盆会阴部也称为躯干部。

在日常生活中，人体各部与器官结构的位置关系不是恒定不变的，为了能正确描述人体各器官的形态结构和位置，规定了人体的标准解剖学姿势，即身体直立，面向前方，两眼平视正前方，两足并拢，足尖向前，双上肢下垂于躯干的两侧，掌心向前。描述任何人体结构时，均以此姿势为标准。

参照人体的标准解剖学姿势，又规定了一些表示方位的术语：

上和下：近颅者为上，近足者为下。

前（即腹侧）和后（即背侧）：距身体腹侧面近者为前，而距身体背侧面近者为后。

内侧和外侧：是描写人体各局部或器官结构与人体正中矢状面相的远近关系的术语。如眼位于鼻的外侧、耳的内侧。

内和外：是描述空腔器官相互位置关系的术语，近内腔者为内，远内腔者为外。

浅和深：是描述与皮肤表面相对距离关系的术语，近皮肤者为浅，远离皮肤而距人体内部中心近者为深。

在四肢，距肢体根部较近者为上，又称为近侧；反之为远侧。

上肢的拇指一侧为桡侧，小指一侧为尺侧，下肢外侧为腓侧，内侧又为胫侧，该术语是按前臂的尺骨与桡骨和小腿的胫骨与腓骨的排列关系而规定的。

在解剖学中，还会涉及人体的轴与面，它们是叙述关节运动时常用的术语。人体可设计互相垂直的三种轴，即垂直轴、矢状轴和冠状轴；依据上述三种轴，还可设计出人体互相垂直的三种面，即矢状面、冠状面与水平面。

垂直轴：为上自头侧，下至尾侧并与地平面相垂直的轴。

矢状轴：是指从腹侧面至背侧面，同时与垂直轴呈直角交叉的轴，又名腹背轴。

冠状轴：为左右方向与水平面相平行，与前两个轴相垂直的轴。

矢状面：是指从前后方向沿身体的长轴将人体纵切为左右两部分的切面。将人体沿正中线切为左右完全对称的两部分时，该切面为正中矢状切面。

水平面：又称横切面，是指沿着身体横径所做的与地平面平行的切面，它将人体分成上下两部分。

冠状面：指沿左右方向将人体纵切为前后两部分的切面。

二、人体的九大系统

（一）运动系统的结构和功能

运动系统由骨、骨连接和骨骼肌三种器官组成，成人共有 206 块骨头，分为颅骨、躯干骨、四肢骨。成人共有 23 块颅骨、24 块椎骨、1 块骶骨、1 块尾骨、1 块胸骨和 12 对肋骨，它们共同组成脊柱、胸廓和骨盆；上肢骨包括上肢带骨和自由上肢骨。上肢带骨包括成对的锁骨、肩胛骨；自由上肢骨包括肱骨、桡骨、尺骨、腕骨、掌骨、指骨。下肢骨分为下肢带骨和自由下肢骨两部分。下肢带骨为髋骨；自由下肢骨由股骨、髌骨、腓骨、胫骨、跗骨、跖骨、趾骨组成。骨以不同形式连接在一起，构成骨骼，形成了人体的基本形态，并为肌肉提供附着。在神经支配下，肌肉收缩，牵拉其所附着的骨，以可动的骨连接为枢纽，产生杠杆运动。

运动系统的第一个功能是运动，简单的移位和高级活动都是由骨、骨连接和骨骼肌实现的。运动系统的第二个功能是支持，构成人体基本形态，包括头、颈、胸、腹、四肢，维持体姿。运动系统的第三个功能是保护，由骨、骨连接和骨骼肌形成了多个体腔，包括颅腔、胸腔、腹腔和盆腔，保护脏器（如图 2-1 所示）。

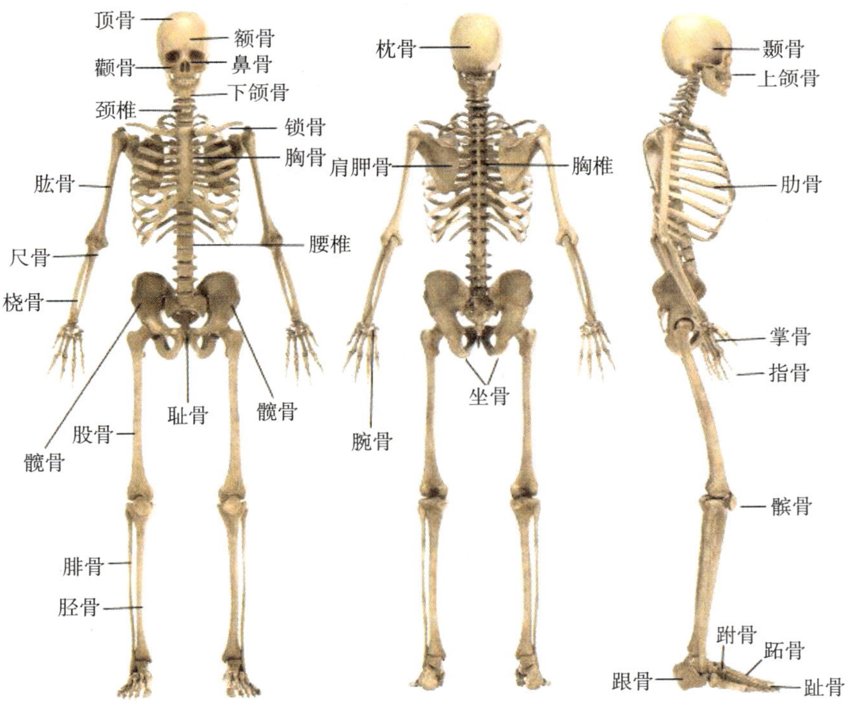

图 2-1 人体骨骼结构

知识链接

骨的结构包括骨膜、骨质、关节面软骨、骨髓及血管、神经等。骨髓分红骨髓与黄骨髓，红骨髓具有造血功能，黄骨髓富含脂肪组织，不具有造血功能，但在应急状态下黄骨髓可转化为红骨髓而再次具有造血功能。

骨骼肌是肌肉组织的一种。肌肉组织按照结构和功能特点，可分为三类：骨骼肌、平滑肌和心肌。人体肌肉的数量比骨头的数量多得多，健康的成年人约有 639 块肌肉。骨骼肌布满人体的躯干和四肢，受躯体神经支配，并受意识的控制，因此属于随意肌。它的特点是收缩快速、有力，但易感到疲劳。平滑肌主要分布在人体的内脏和血管壁上，受内脏神经支配，不受意识的控制，因此属于不随意肌。它的特点是具有自动性，即在没有神经支配或离体的情况下，平滑肌的肌纤维也能自动产生兴奋和收缩。心肌则主要分布在心脏壁，同时也存在于大血管的近心端。它同样是由内脏神经所支配的，也属于不随意肌。它的特点是收缩慢、有节律且持久，不易感到疲劳（如图 2-2 所示）。

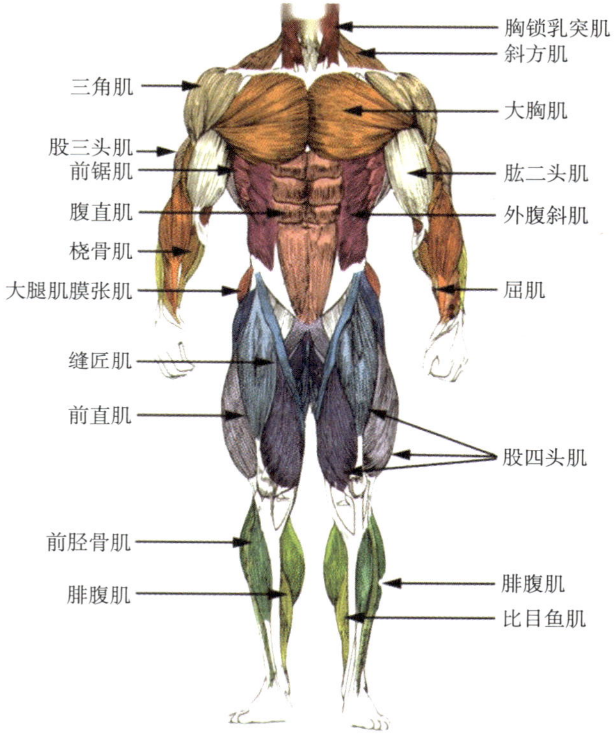

图 2-2　人体骨骼肌结构

骨与骨之间借纤维结缔组织、软骨或骨相连，形成骨连接，按骨连接的不同方式，可分为直接连接和间接连接两大类。直接连接较牢固，不活动或者少许活动，可分为纤维连接、软骨连接和骨性结合。间接连接又称关节或滑膜关节，具有较大的活动性，例如，人体的肩关节、肘关节、腕关节等，灵活且活动范围大，可做环绕、屈伸、旋转、伸展等运动。

知识链接

人体活动度最大的关节是肩关节。肩关节是人体上肢的重要关节之一，它连接了肱骨和肩胛骨，具有较大的活动范围。在日常生活中，我们进行许多动作都需要肩关节的支撑和帮助，如搬重物、提拉、屈伸等。由于肩关节的灵活性和活动范围较大，同时也相对较脆弱，容易受到损伤。因此，在日常生活中，我们可以通过适当运动、保持衣物充足、避免过度活动肩关节等方式来保护肩关节。人体活动度最小的关节是骶髂关节。

（二）呼吸系统的结构和功能

呼吸系统由呼吸道和肺组成，主要功能是进行气体交换，即吸入氧，呼出二氧化碳。此外，呼吸系统还有发音、嗅觉、神经内分泌等功能。

呼吸道包括鼻、咽、喉、气管和支气管等。通常称鼻、咽、喉为上呼吸道，气管和各级支气管为下呼吸道。鼻是呼吸道的起始部，也是嗅觉器官，喉既是发声器官，也是呼吸的管道，气管和主支气管是连接喉与肺的通道，肺为气体交换的器官，是呼吸系统最重要的部分。肺位于胸腔内，纵隔的两侧，左右各一。那么呼吸系统是怎样完成取氧排碳气体交换的呢?

呼吸过程是由三个相互衔接并且同时进行的环节来完成的，包括肺通气、肺换气（称为外呼吸），气体在血液中的运输，以及血液与组织细胞之间的气体交换（称为内呼吸）；细胞内的物质氧化过程也可以认为是内呼吸的一部分。

吸气时，空气由鼻腔或者口腔吸入，通过呼吸道进入肺泡，肺泡内的氧气通过肺泡壁和毛细血管壁交换到血管内，同时，毛细血管内的二氧化碳交换到肺泡内，呼气时，二氧化碳排出体外。这就完成了外呼吸的过程。

进入血液的氧气，经过血液的运输，被运送到组织细胞，与细胞进行气体交换，同时，组织细胞产生的二氧化碳，交换到血液中，运送到肺泡，这就完成了气体的运输和内呼吸的过程（如图 2-3 所示）。

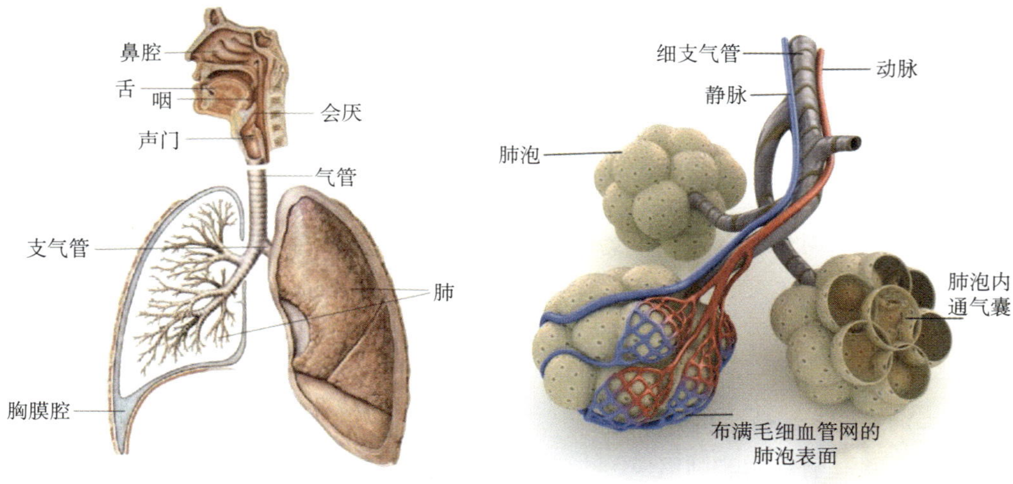

图 2-3　人体呼吸系统结构

知识链接

氧气通过血红蛋白进行运输。血红蛋白是一种含有铁的蛋白质，它可以与氧气结合，形成氧合血红蛋白，然后通过血液循环将氧气输送到身体的各个部位。

那么，人体是如何完成呼吸运动的呢？想要说清楚这个问题，必须先从胸膜腔说起。人体的胸腔内覆盖有胸膜，胸膜覆盖在胸壁内侧面，称为壁层胸膜，覆盖在肺脏表面，称为脏层胸膜，胸膜腔就是由胸膜围成的间隙，左右各一，位于肺的周围，在正常情况下是潜在的腔，其中含有少量体液，在呼吸运动时起润滑作用。胸膜腔内压力低于大气压，称为胸腔负压，这有利于正常呼吸；同时，胸膜腔的负压还有利于静脉血液的回流。呼吸运动是膈肌和肋间肌等呼吸肌群的收缩和松弛使胸廓扩大和缩小的运动，这是肺通气的动力。肺通气是指肺与外界环境间的气体交换过程。空气出入肺脏，靠肺内外气体的压差。空气被吸入肺内，是由于肺扩张，肺内压低于大气压；而气体被呼出体外，则是由于肺缩小，肺内压高于大气压，肺本身不能主动地扩张和缩小，它的张缩是靠胸廓运动。

知识链接

正常情况下，纵隔是位于胸腔中央的结构，包括心脏、大血管等重要脏器，它在呼吸过程中是相对稳定的。然而，当胸壁发生开放性的损伤，如刺创等，使得胸腔与外界相通时，称为开放性气胸。此时，胸膜腔的负压消失，伤侧肺迅速萎陷，纵隔移向健侧，健侧肺部分膨胀受限。吸气时健侧胸膜腔负压上升，与伤侧的压力差增大，纵隔向健侧进一步移位；呼气时两侧胸膜腔内压力差减小，纵隔又移向伤侧，导致纵隔随呼吸而左右摆动，称为纵隔扑动。纵隔扑动影响静脉血液回流入心脏，引起循环功能障碍。出现胸壁开放性损伤的情况是非常严重的，需要及时就医，采取急救措施，以尽可能减少患者的损伤，加快恢复患者的健康。

（三）脉管系统的结构和功能

脉管系统是分布于全身各部的连续封闭管道系统，它包括心血管系统和淋巴系统。心血管系统内循环流动的是血液，淋巴系统内流动的是淋巴液。淋巴液沿着一系列的淋巴管道向心脏流动，最终汇入静脉，因此淋巴系统也可认为是静脉系统的辅助部分。

心血管系统由心脏、动脉、静脉和毛细血管组成，它是一个密闭的循环管道，血液在其中流动，将氧、各种营养物质、激素等供给器官和组织，又将组织代谢的废物运送到排泄器官，以保持机体内环境的稳态、新陈代谢的进行和维持正常的生命活动（如图 2-4 所示）。

心脏是血液循环系统的核心，是一个中空的肌性器官。它被完全隔开分为左半心和右半心，每半心又分别包括心房和心室。左半心负责将含氧量高的动脉血泵送到全身，而右半心则负责接收并输送含氧量低的静脉血回心。这种动静脉血完全分流的现象是通过心脏内部特殊的瓣膜来实现的，这些瓣膜会在血液流动的方向上打开，而在反向流动时关闭，从而确保血液的单向流动。

心脏的收缩与舒张是有节律的，这种节律性的收缩与舒张是由神经体液调节控制的。这种调节使得心脏可以持续不断地泵血，从而维持全身的血液循环。

动脉是与心室相连、负责将血液从心脏输送到全身的血管。它们从心室发出，随着离心的方向不断分支，最终变为细小的毛细血管。动脉的外观呈圆管形，壁厚且富有弹性，能够承受较高的血压。

毛细血管是极细的血管，平均直径只有 6~9 微米。它们遍布全身，除了软骨、角膜、晶状体、头发和牙釉质等部位。毛细血管壁薄，通透性较强，使得血液和组织、细胞之间的物质交换和气体交换得以顺利进行。

静脉是与心房相连、负责将血液运送回心脏的血管。与动脉相比，静脉的管壁较薄、缺乏弹性，管腔较大，血压较低，血流速度较慢。静脉在身体的各个部位都有分布，它们负责收集全身的静脉血，最后将其输送回心脏。

这么复杂的心血管系统，是怎样协同工作，与呼吸系统一起，完成人体取氧排碳以及血液循环的呢？血液在心脏节律性收缩的作用下循一定方向在心脏和血管系

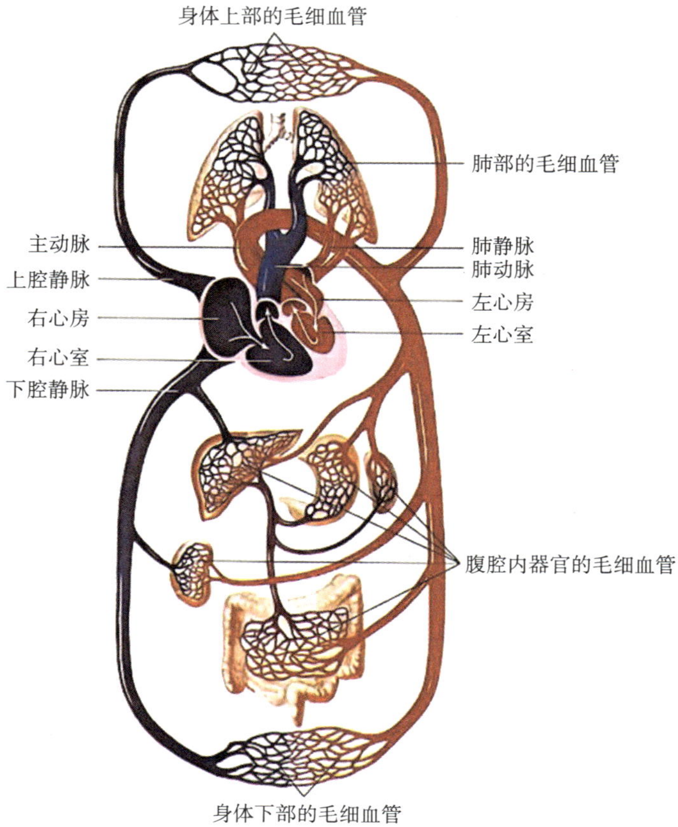

图 2-4　人体心血管系统

统中周而复始地流动，包括体循环和肺循环，并互相连接，构成完整的循环系统，体循环和肺循环也称大循环和小循环。大循环主要负责全身血液的循环，小循环主要负责将肺内吸入的氧气运送到全身，以及将身体代谢产生的二氧化碳运送到肺泡，以便通过呼气运动排出体外。

体循环从左心房开始，在肺部吸收了氧气的血液，通过肺静脉运送到左心房，左心房收缩挤压，血液通过二尖瓣来到左心室，左心室收缩挤压，血液紧接着被挤压进主动脉，通过主动脉运送到全身各处。

肺循环从右心房开始，全身的静脉收集静脉血通过上、下腔静脉回流至右心房，右心房收缩挤压，血液通过三尖瓣来到右心室。右心室收缩挤压，血液紧接着被挤压进肺动脉，通过肺动脉来到肺部，进行取氧排碳。最后富含氧气的血液通过肺静脉流向左心房，这就形成了一个完整的闭环。

（四）消化系统的结构和功能

消化系统的主要功能是摄取食物，进行物理性和化学性的消化，吸收其营养物质，排出食物残渣。此外，口腔、咽等还参与呼吸、发音和语言等活动。消化系统由消化管和消化腺两部分组成。消化管包括口腔、咽、食管、胃、小肠和大肠等。消化腺包括口腔腺、肝、胰和散在消化管壁内的许多小腺体（如食管腺、胃腺和肠腺等），它们均借排出管将分泌物排入消化管腔内，对食物进行化学性消化。临床上通常将口腔至十二指肠之间的一段称为上消化道，将空肠及以下的部分称为下消化道。口腔是消化管的起始部，胃是消化管最膨大的部分，上连食管，下续十二指肠，具有容纳食物、分泌胃液和初步消化食物的功能。成年人胃的容积约 1500 毫升。小肠上起幽门，下接盲肠，是消化管中最长的一段，也是对食物进行消化吸收最重要的部位，成人长 5~7 米，分为十二指肠、空肠、回肠。大肠全长约 1.5 米，起自回肠，终于肛门，分盲肠、结肠、直肠和肛管。大肠的功能是吸收水分，分泌黏液，使食物残渣形成粪便，排出体外（如图 2-5 所示）。

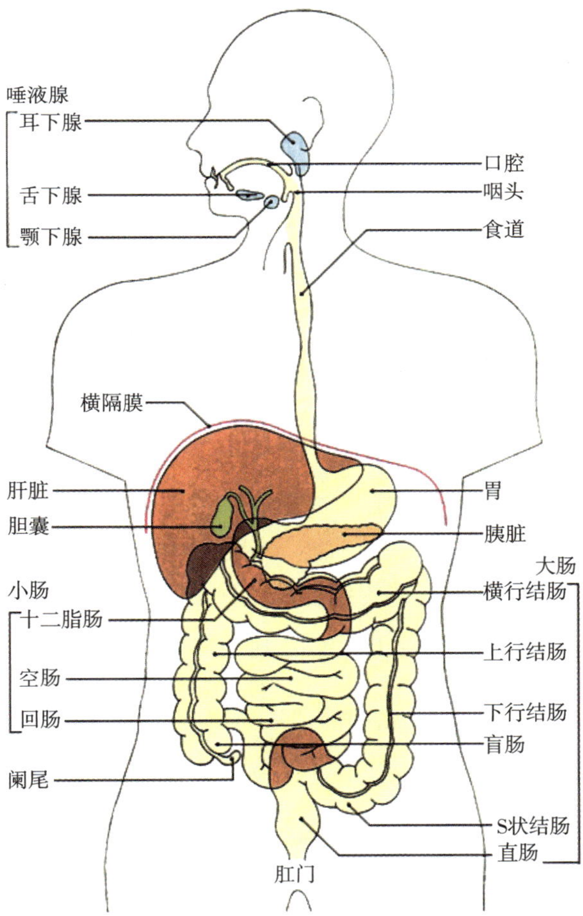

图 2-5　人体的消化系统结构

肝是人体最大的消化腺，活体呈红褐色，质软而脆，具有分泌胆汁、参与代谢、储存糖原、解毒及吞噬等功能，在胚胎时期还有造血功能。胆囊位于肝脏后方的胆囊窝内，有储存和浓缩胆汁的功能。胰是人体内第二大消化腺，柔软，呈灰红色，重约 100 克，具有外分泌和内分泌功能。

（五）泌尿系统的结构和功能

泌尿系统由肾、输尿管、膀胱和尿道组成。肾是实质性脏器，左右各一，位于腹后壁，形似蚕豆。输尿管是位于腹膜外位的肌性管道，起自肾盂末端，终于膀胱。膀胱是储存尿液的肌性囊状器官，正常成年人膀胱容量为 350~500 毫升；尿道是连接膀胱与外界的通道，负责将膀胱中的尿液排出体外。女性尿道较男性尿道短而直。泌尿系统的主要功能是排出机体新陈代谢过程中产生的废物和多余的水，保持机体内环境的平衡和稳定。肾生成尿液，输尿管输送尿液至膀胱，膀胱为贮存尿液的器官，尿液经尿道排出体外。

（六）生殖系统的结构和功能

生殖系统是生物体内和生殖密切相关的器官成分的总称。生殖系统的功能是产生生殖细胞，繁殖新个体，分泌性激素和维持副性征。人体生殖系统有男性和女性两类。按生殖器所在部位，又分为内生殖器和外生殖器两部分。男性内生殖器包括睾丸、附睾、输精管、射精管、精囊腺、前列腺等。外生殖器有阴茎和阴囊。女性内生殖器包括卵巢、输卵管、子宫和阴道。外生殖器有阴阜、阴蒂、阴唇、处女膜和前庭大腺等。

（七）神经系统的结构和功能

神经系统主要是由神经组织构成的，其细胞类别有两种，即神经元和神经胶质。神经系统由位于颅腔的脑和椎管内的脊髓以及与脑和脊髓相连、分布于全身各处的周围神经所组成。大脑由端脑、间脑、中脑、脑桥、小脑、延髓构成。

神经系统有复杂的结构及独特的功能，它控制和调节着其他各系统的活动，以维持人体内部环境的恒定，使之成为统一的整体。在神经系统主导作用下，机体对来自外周环境的各种刺激做出适宜的反应，使之与周围环境保持平衡和统一。例如，在剧烈活动时，出现心跳加快、心搏增强、呼吸加快等症状，这一系列的变化就是在神经系统的调节下完成的，以适应机体运动时肌肉的强烈收缩和代谢活动的增强。

神经系统在结构上和功能上都是一个不可分割的整体，依据所在位置和功能将其分为中枢部和周围部。中枢部包括大脑和脊髓，也称中枢神经系统。周围部是指脑和脊髓以外的神经成分，又称周围神经系统。周围神经系统包括脑神经（12 对）、脊神经（31 对）和内脏神经。若按支配的对象，又可将周围神经系统分为躯体神经和内脏神经。躯体神经分布于皮肤和运动系统；内脏神经则分布于内脏各器官、心血管和腺体。躯体神经和内脏神经都含有感觉纤维和运动纤维。感觉纤维将身体各处的感受器产生的神经冲动传向中枢；而运动纤维则将中枢神经的冲动传至身体各处的效应器，即骨骼肌、心肌、平滑肌和腺体等（如图 2-6 所示）。

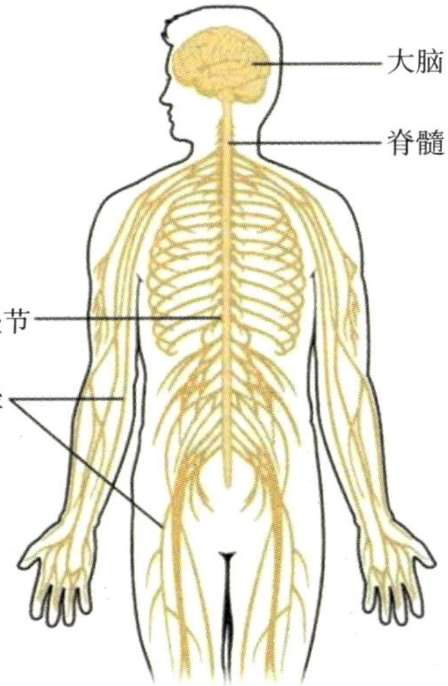

图 2-6　人体的神经系统

（八）感觉器的结构和功能

人体的神经系统可以调节机体适应外界环境的变化，那么人体是如何感受外界环境变化的呢？感觉器是机体感受外界环境刺激的装置，是感受器及其附属结构的总称。感觉器和感受器所表达的意义不同，简单来说，感觉器的结构比感受器复杂，感受器通常结构简单，广泛分布于人体各部，仅是感觉神经的游离末梢，如痛觉感受器。

人体的感觉器有视器、前庭蜗器、嗅器、味器、皮肤。

视器由眼球和眼附属结构构成，主要功能是产生视觉。

前庭蜗器又称耳，包括前庭器和听器，二者功能不同但关系密切。主要功能是完成听觉、感受位置变化、维持平衡。

嗅器在鼻腔上部，完成嗅觉功能。

味器即味蕾，人类的味蕾嵌于舌的菌状乳头。

皮肤覆盖在身体表面，内含多种感受器，如痛觉、温觉、触觉、压觉等，能感受多种刺激。除此之外，皮肤还能防止体液丧失，防止体外物质入侵，排泄废物并调节体温等。皮肤是人体最大的器官，包在身体表面与外界环境直接接触，具有保护、排泄、调节体温以及感受外界刺激等作用。

皮肤分表皮和真皮两层，表皮在皮肤表面，又可分为角质层和生发层两部分。

已经角质化的细胞组成角质层，脱落后就成为皮屑。生发层细胞不断分裂，能补充脱落的角质层。生发层有黑色素细胞，产生的黑色素可以防止紫外线损伤内部组织。表皮属复层扁平上皮，真皮则是致密结缔组织，有许多弹力纤维和胶原纤维，故有弹性和韧性。真皮比表皮厚，有丰富的血管和神经。皮肤下面有皮下组织，属疏松结缔组织，有大量脂肪细胞。皮肤还有毛发、汗腺、皮脂腺、指（趾）甲等许多附属物（如图 2-7 所示）。

感受器接受刺激后，将其转化为神经冲动传入高级中枢，产生相应的感觉后，对刺激做出反应。

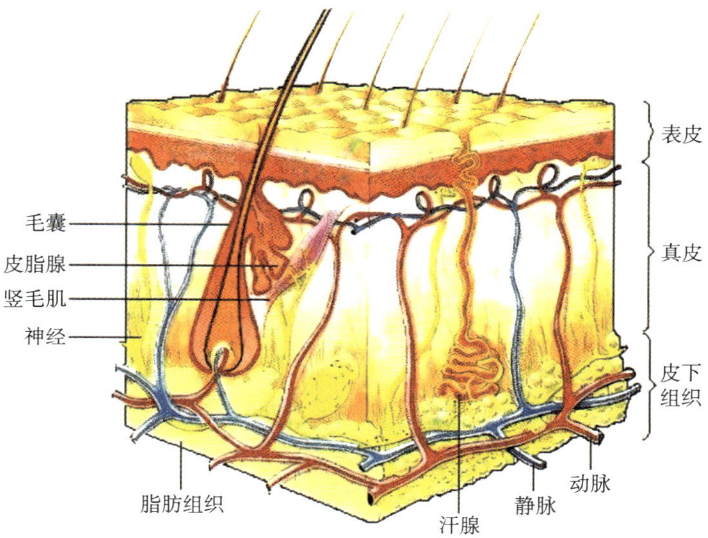

图 2-7　人体的皮肤结构

（九）内分泌系统的结构和功能

内分泌系统由内分泌腺和内分泌组织组成。内分泌腺分泌激素，激素直接进入血液循环，作用于特定的靶器官，内分泌腺包括垂体、甲状腺、甲状旁腺、肾上腺、松果体、胸腺和生殖腺等。内分泌组织以细胞团的形式分散于机体的器官或组织内，如胰腺的胰岛、卵巢内的卵泡和黄体等。内分泌系统是机体的调节系统，与神经系统相辅相成，共同维持机体内环境的平衡与稳定，调节机体的生长发育和各种代谢活动，并调控生殖，影响各种行为。

知识链接

神经系统和内分泌系统是一对好兄弟。在神经内分泌系统中，下丘脑是重要的中枢之一。下丘脑分泌多种神经激素，如促肾上腺皮质激素释放激素（CRH）、促甲状腺激素释放激素（TRH）等，这些激素通过垂体释放进入血液循环，作用于相应的靶腺，如肾上腺、甲状腺等，从而调节机体的生理功能。除了下丘脑，神经系统还通过交感神经和副交感神经来影响内分泌系统的功能。例如，交感神经可以促进肾上腺素的分泌，而副交感神经则可以抑制肾上腺素的分泌。总之，神经内分泌系统是人体内重要的调节系统之一，它通过神经系统和内分泌系统的相互作用和联系，共同调节机体的生理活动，维持机体内环境的平衡和稳定。

三、人体生命体征及病理状态

生命体征是评估伤病员伤情轻重程度的重要指标，包括体温、心率、呼吸频率、血压和意识状态等。这些体征的变化可以反映伤病员的身体状况和病情进展，帮助现场救护人员迅速而准确地判断伤病员的伤情是否严重，以及是否需要紧急救护。

（一）体温

体温是衡量身体代谢率和炎症反应的重要指标。在受伤或感染的情况下，体温可能会升高，这可能表明身体正在抵抗炎症和感染。然而，如果体温过低，则可能表明身体处于休克或严重损伤状态。

人体内部温度称为体温。正常人的体温是相对恒定的，在急救过程中要引起重视，体温升高时，机体会通过减少产热、增加散热恒定体温；相反，当体温降低时，机体也会增加产热、减少散热使体温保持正常水平。

腋下体温正常值为 36℃～37℃。体温升高至 37.3℃～38℃为低热，至 38.1℃～39℃为中热，至 39.1℃～41℃为高热，41℃以上为超高热。体温升高，多见于肺结核、细菌性痢疾、支气管肺炎、脑炎、疟疾、甲状腺功能亢进、中暑、流感以及外伤感染等。体温低于正常体温，多见于休克、大出血、慢性消耗性疾病、年老体弱、甲状腺功能低下、重度营养不良、低温环境中暴露过久等。

（二）心率（脉搏）

心率是心脏跳动次数的衡量指标，可以反映身体的代谢需求和心脏功能。在受伤或疼痛的情况下，心率可能会加快，以适应身体的需求。但是，如果心率过快或过慢，则可能表明身体存在其他问题，如失血过多或心脏功能障碍。脉搏为人体表可触摸到的动脉搏动。心脏搏动将血液压至动脉时会产生压力波，可用指腹按压触摸腕部（桡动脉）或颈部（颈动脉）感知，幼儿触摸上臂（肱动脉）更容易感知。

正常脉搏次数与心跳次数相一致，节律均匀，间隔相等。白天由于进行各种活动，血液循环加快，因此脉搏快些，夜间活动少，脉搏慢些。婴幼儿正常脉搏为 130～150 次/分，儿童为 110～120 次/分，正常成人为 60～100 次/分，老年人可慢至 55～75 次/分，新生儿可快至 120～140 次/分。

（三）呼吸频率

呼吸频率是指每分钟呼吸的次数，可以反映身体的氧合能力和呼吸系统功能。在受伤的情况下，呼吸可能会加快以补偿氧气的不足。但是，如果呼吸过快或过慢，则可能表明身体存在其他问题，如气胸或肺部损伤。

呼吸是机体与外界环境之间气体交换的过程，是人重要的生命体征之一。

正常人呼吸节奏规律、均匀，成人为 16~20 次/分，儿童为 30~40 次/分。呼吸的计数也可通过观察受助者胸腹部的起伏次数，一呼一吸为一次呼吸。

在疾病、受伤、情绪激动、运动之后等情况下，呼吸频率也会较正常频率发生改变。可有呼吸增快或减慢，还有潮式呼吸、间断呼吸、叹气样呼吸等。

1. 呼吸增快（频率>20 次/分）：正常人见于情绪激动、运动、进食、气温升高。异常者见于高热、肺炎、哮喘、心力衰竭、贫血等。

2. 呼吸减慢（频率<12 次/分）：见于颅内压增高，颅内肿瘤，麻醉剂、镇静剂使用过量，胸膜炎等。

3. 潮式呼吸：指呼吸由浅逐渐加深、加快，达到一定高峰后，再变为浅慢，然后呼吸暂停 5~30 秒后，再重复出现以上的呼吸状况，呼吸形态呈潮水涨落样。多见于中枢神经系统的疾病，如脑炎、颅内压增高、酸中毒、巴比妥类药物中毒等病人。

4. 间断呼吸：表现为呼吸几次后，突然停止，间隔一段短的时间后，又开始呼吸，周而复始地间断呼吸。常见于颅内病变、呼吸中枢衰竭等病人。

5. 叹气样呼吸：也被称为间歇性呼吸，是一种特殊的呼吸模式，其特点是正常呼吸节律中插入了一次或多次深大呼吸，并常伴有叹息声。这种呼吸模式在医学上具有特定的含义，通常与某些疾病或状况有关。如神经衰弱、精神紧张或抑郁症，病危患者等情况。

（四）血压

血压是指血液在血管内流动时作用于单位面积血管壁的侧压力，它是推动血液在血管内流动的动力，一般指动脉血压。心室收缩时，动脉内最高的压力为收缩压；心室舒张时，动脉内最低的压力为舒张压。在受伤的情况下，血压可能会下降，因为身体需要将更多的血液流向受伤部位以进行修复。但是，如果血压过高或过低，则可能表明身体存在其他问题，如失血过多或心脏功能障碍。

成年人血压正常范围的收缩压为 90~139mmHg，舒张压为 60~89mmHg，脉压为 30~40mmHg。高血压异常范围的收缩压≥140mmHg，舒张压≥90mmHg。低血压异常范围的收缩压≤90mmHg，舒张压≤60mmHg（mmHg 即毫米汞柱，是指直接用水银柱高度的毫米数表示压强值的单位）。

临床上高血压多见于肾血管疾病、颅内压增高、动脉粥样硬化性心脏病、饮酒、吸烟等，低血压常见于休克、心肌梗死、心功能不全等。

（五）意识状态

意识状态是指伤病员的神志清醒程度和对周围环境的感知能力。在受伤的情况下，意识状态可能会发生变化，如昏迷或意识模糊。这可能表明头部受伤或其他神经系统问题。

意识状态根据意识清晰度可分为清醒、嗜睡、昏睡、浅昏迷、中度昏迷和深昏迷等六个级别，具体描述如下：

1. 清醒状态：个体能够感知周围环境，并与外界进行交流，同时具备良好的运动和行为反应。

2. 嗜睡状态：睡眠时间增多，但可以被唤醒，唤醒后能够进行简单的交流，一旦刺激消失又会迅速进入睡眠状态。

3. 昏睡状态：处于熟睡状态，不易被唤醒，即使被唤醒也无法进行有效的交流。

4. 浅昏迷状态：意识大部分丧失，无法进行自主运动，对声、光等刺激无反应，但可能对疼痛刺激表现出痛苦的表情等防御反应。

5. 中度昏迷状态：意识大部分丧失，对周围事物及各种刺激均无反应，对于剧烈刺激仅出现防御反射。

6. 深昏迷状态：全身肌肉松弛，对各种刺激均无反应，深浅反射均消失。

（六）休克

休克是一种严重的全身性病理过程，其核心特征是有效循环血量急剧减少，导致组织血液灌流量严重不足，机体氧输送减少或氧利用不足而导致的组织缺氧状态。根据病因不同，休克可以分为低血容量性休克（如失血性休克、烧伤性休克、创伤性休克）、感染性休克、心源性休克、过敏性休克和神经源性休克等；根据休克的轻重程度不同，其临床表现包括但不限于血压下降、脉搏细弱、皮肤湿冷、面色苍白、少尿、烦躁不安、反应迟钝、神志模糊甚至昏迷。休克的早期一般是可逆的，需要救助者积极检查识别，并在可能的情况下给伤病员实施止血等救助，避免发展为不可逆的器官功能障碍。休克分为三个阶段：代偿期、失代偿期、不可逆期。

在代偿期休克时，机体可以通过代偿机制维持组织灌注的稳定，发病症状和体征依次为：头晕无力、面色苍白、心跳过速、出汗较多、呼吸急促、尿量减少、脉搏细速、口渴。

发展到失代偿期，机体再难以维持灌注，出现的症状和体征依次为：血压下降，意识变得模糊、躁动、易激惹，甚至无意识，再严重者可出现心搏骤停。

伤病员的脉搏增快是发生休克的第一体征。当伤病员的脉搏超过 100 次/分，怀疑休克发生。但有些休克伤病员并不一定会发生心动过速，而是可能会出现“相对心动过缓”，需要引起注意。

第二节 现场伤情评估

现场伤情评估是指当发生意外伤害事件或患者突患急病时，救护人员在现场对环境和伤病员伤情进行评估，稳定其生命体征并及时转运的过程，包括评估造成事故、伤害及发病的原因，查看是否有继续损伤的危险存在，若有险情存在应尽快排险，确保安全。如在触电现场急救应先切断电源再施救；如地震、火灾现场众多伤员被围困在险区，应先消除险境再施救；如进入有毒环境现场，应先做好防毒防护措施再施救，以保障自身及受助者的安全。

在发生创伤的现场，救护人员最容易受到血液、体液或其他潜在传染物质的污染。因此，救护人员需要做好标准的防护措施。至少需要佩戴防护手套，在进行气道检查、开放气道等操作时，最好戴上面罩或者护目镜、口罩。在高污染环境中，穿着防水隔离衣，同时佩戴防护面罩。在有毒环境中，需要穿防化服和戴防毒面具。在处理不同患者之间要更换手套，避免交叉感染。

在做好个人防护措施、确保现场安全的条件下，救护人员再对伤病员进行初步的检查，确定人数，并根据伤病员情况进行下一步的处理。

一、检查生命体征

现场快速判断伤病员伤情或者病情的严重程度，主要是通过检查伤病员的生命体征来完成的。检查时首先观察记录伤病员的大致年龄、性别、体型、面容表情、体位、能否自主活动、面色情况等。在建立了总体印象的基础上，进一步检查伤病员生命体征是否正常，是否存在活动性大出血等，以便快速发现危及生命的情况。

（一）检查伤病员的意识状态

通过轻拍伤病员双肩，并大声呼唤，判断伤病员意识是否丧失，并通过伤病员的语言反应，了解其思维反应、情感活动、定向力等。对于有意识障碍的伤病员，严密监护循环、呼吸情况、保持呼吸道畅通，注意保持头侧位。

（二）检查伤病员的瞳孔

观察瞳孔要注意两侧瞳孔的形状、对称性、边缘、大小及对光反应。如双侧瞳孔缩小常见于有机磷农药、氯丙嗪、吗啡等药物中毒；单侧瞳孔缩小常提示同侧小脑幕裂孔疝早期；双侧瞳孔散大常见于颅压增高、颅脑损伤、颠茄类药物中毒及濒死状态；一侧瞳孔扩大、固定，常提示同侧颅内病变；瞳孔对光反射消失，常见于危重或者深昏迷患者。

（三）检查伤病员的呼吸

检查伤病员是否可以正常呼吸，若无法正常呼吸，需进行胸部按压和人工呼吸。检查呼吸时，要注意伤病员的气道是否通畅，保持气道通畅是呼吸的必要条件。如伤病员有反应但不能说话、咳嗽，出现呼吸困难，可能存在气道梗阻，必须立即检查原因并予以消除。现场急救使危重伤病员保持呼吸道通畅的最佳体位是左侧卧位、头偏向一侧。

（四）检查伤病员的循环功能

急救现场有条件的应重点观测心率、血压、尿量指标。检查桡动脉或颈动脉是否搏动，其搏动节律、质量等。同时检查伤病员是否有失血过多的情况，大量失血可能引起休克或死亡，应立即处理伤口。

（五）充分暴露检查伤情

在伤病员情况较平稳，现场环境许可的情况下，应充分暴露伤病员受伤部位，以便进一步检查和处理。注意保护伤病员隐私。

二、一般状况观察

在急救现场，经快速评估和病情判断后，使不同程度损伤的伤病员得到尽快的救治，做好快速正确的伤情检测与分类工作是极其重要的，并且检伤与分类抢救工作必须同时进行，以达到提高生存率、降低死亡率的目的。当快速完成危重病情评估后，应全面观察伤病员的一般情况，在进行体检时，尽量不移动伤病员身体，尤其对不能确定伤势的伤病员。注意倾听伤病员或目击者的叙述及与发病或创伤有关的细节，重点查看与主诉相符的症状、体征及局部表现。

（一）头颈部

注意观察伤病员的口、眼、耳、鼻、面部、头颅及颈部有无伤口、有无骨折、有无异物等，检查时应按次序进行，不可忽略和遗漏，任何一处的疏忽都可能会影响到伤病情的及时处理。

1. 口：观察口唇有无发绀、破损，口腔内有无呕吐物、血液、食物或脱落的牙齿，如发现牙齿脱落或安装有义齿者要及时清除。观察有无因腐蚀性液体致口唇烧伤或色泽改变，经口呼吸者观察呼吸的频率、幅度、有无呼吸阻力或异味。

2. 鼻：观察鼻腔是否通畅，有无呼吸气流，鼻孔有无血液或脑脊液流出，鼻骨是否完整、有无变形。

3. 耳：观察耳郭是否完整，耳道中有无异物，听力如何，有无液体流出，是血性的还是清亮的。如有血液或脑脊液流出，则提示有颅底骨折。

4. 眼：观察眼球表面及晶状体有无出血或充血，视物是否清楚，眼睑是否完整。

5. 面部：观察面色是否苍白或潮红，有无汗液流出。

6. 头颅：注意头颅的大小和外形，头皮有无外伤和血肿，颅骨是否完整，有无凹陷。

7. 颈部：观察颈部外形与活动有无改变，有无损伤、出血和血肿，有无颈部压痛。能否触摸到颈动脉搏动，注意有无颈椎损伤，气管是否居中。

（二）躯干部

1. 脊柱：主要是针对创伤患者，在未确定是否存在脊髓损伤的情况下，切不可盲目搬动伤病员。检查时，用手伸向伤病员后背，自上向下触摸，检查有无肿胀或形状异常。对神志不清并确定伤病员无脊髓损伤或非创伤性急症的，应将其放置在左侧卧位，这种体位能使伤病员被动放松并保持呼吸道通畅。

2. 胸部：查看锁骨有无异常隆起或变形，在其上稍施加压力，观察有无压痛，以确定有无骨折并定位。查看胸部有无创伤、出血或畸形，吸气时胸廓起伏是否对称。另外，救护人员双手轻轻在胸部两侧施加压力，可以检查有无肋骨骨折。

3. 腹部：观察腹部外形有无膨隆、凹陷，有无腹式呼吸运动，有无创伤、出血或畸形；腹部有无压痛、反跳痛或肌紧张。判断可能损伤的脏器及其范围。

4. 骨盆：救护人员可将双手分别放在伤病员髋部两侧，轻轻施加压力，检查有无疼痛或骨折存在。

（三）四肢部

1. 上肢：检查上臂、前臂及手部有无形态异常、肿胀或压痛。神志清醒者可嘱其配合。还要注意检查肢体的运动、活动度，皮肤的感觉、温度与色泽，检查肢端温度与循环情况。

2. 下肢：检查双下肢有无肿胀、变形，可双下肢对照查看有无差异，但注意不能随意抬起伤病员双脚，以免加重创伤。

三、注意事项

现场评估主要是对急危重症伤病员进行病情评估，要求救护人员在最短的时间内，对伤病员的病情按轻重缓急进行初步检查分类，并对病情的发展变化有一定的预见性。因此，现场评估时要注意如下几个方面：

1. 体检时尽量不移动伤病员，以免加重病情。

2. 重点是对生命体征的观察，尽量用物理方式解决问题。

3. 询问病史时，要听清伤病员或旁人的叙述，问清与病情有关的细节，看清与主诉有关的症状、体征及局部表现。

4. 配合现场其他工作人员做好现场处理工作。

【知识小结】

1. 人体由细胞和细胞间质构成组织，组织组成器官，器官组成系统。

2. 人体各部与器官结构的位置关系不是恒定不变的，为了能正确描述人体各器官的形态结构和位置，规定了人体的标准解剖学姿势。

3. 人体可设计互相垂直的三种轴，即垂直轴、矢状轴和冠状轴；依据上述三种轴，还可设计出人体互相垂直的三种面，即矢状面、冠状面与水平面。

4. 人体被分为九大系统，包括运动系统、消化系统、呼吸系统、泌尿系统、生殖系统、脉管系统、感觉器、神经系统和内分泌系统。

5. 伤病员生命体征的检查、一般状况观察以及伤病情评估的重要性。

6. 现场伤情评估是对急危重症患者进行病情评估的过程，要求救护人员在短时间内对伤病员的伤病情进行初步检查分类，并对伤病情的发展变化有一定的预见性。

【课后练习】

1. 简答题：

（1）请简述警务急救现场伤情评估的重要性。

（2）请列举几种常见的伤情评估方法，并简要说明其特点。

（3）请描述血液循环的过程。

2. 单项选择题：

（1）下列哪项不是警务急救现场伤情评估的内容？（　）

A. 伤员的生命体征　　B. 伤员的伤口情况

C. 伤员的病史和用药情况　　D. 伤员的心理状态

（2）运动系统包括哪些器官？（　）

A. 骨　　B. 骨连结　　C. 骨骼肌　　D. 神经

（3）下列哪项是体温的正常范围？（　）

A. 35℃ ~ 36℃　　B. 36℃ ~ 37℃

C. 37. 1℃ ~ 38℃　　D. 38. 1℃ ~ 39℃

(4) 吸气时，氧气通过哪些途径进入血液？(　)

A. 鼻腔或者口腔吸入，通过呼吸道进入肺泡，肺泡内的氧气通过肺泡壁和毛细血管壁交换到血管内。

B. 鼻腔或者口腔吸入，通过呼吸道直接进入血液。

C. 鼻腔或者口腔吸入，通过呼吸道进入肺泡，再通过胸膜腔进入血液。

D. 鼻腔或者口腔吸入，通过呼吸道进入肺泡，肺泡内通过动脉交换到血管内。

(5) 下列哪项是成年人的正常血压范围？(　)

A. 收缩压 90~140mmHg，舒张压 60~90mmHg。

B. 收缩压 100~150mmHg，舒张压 70~120mmHg。

C. 收缩压 130~160mmHg，舒张压 80~100mmHg。

D. 收缩压 140~170mmHg，舒张压 90~130mmHg。

(6) 心血管系统中，哪个部分是血液循环系统的核心？(　)

A. 心脏　　B. 动脉　　C. 静脉　　D. 毛细血管

(7) 下列哪项是正常人的呼吸频率范围？(　)

A. 10~15 次/分　　B. 16~20 次/分

C. 21~25 次/分　　D. 26~30 次/分

(8) 哪一部分是消化管最膨大的部分？(　)

A. 口腔　　B. 咽　　C. 胃　　D. 小肠

(9) 肝在人体内的主要功能是什么？(　)

A. 分泌胆汁和参与代谢　　B. 储存糖原和解毒

C. 吞噬和造血（胚胎时期）　　D. 以上都是

(10) 泌尿系统由哪些部分组成？(　)

A. 肾、输尿管、膀胱和尿道　　B. 肾、输尿管、膀胱和肝脏

C. 肾、输尿管、胃和尿道　　D. 肾、输卵管、膀胱和尿道

3. 判断题：

(1) 血压过高或过低都可能表明身体存在其他问题。(　)

(2) 体温升高至 41℃以上为超高热，这是正常的生命体征。(　)

(3) 警务急救现场伤情评估只需要关注伤员的伤口情况。(　)

(4) 在进行警务急救现场伤情评估时，不需要考虑伤员的心理状态。(　)

4. 案例分析题：

请分析以下案例，说明警务急救现场伤情评估的重要性：某警察在执行任务时，遇到一名受伤的群众，由于没有及时进行伤情评估，延误了最佳救治时间，造成了不良后果。

5. 实践操作题：

请在模拟场景中进行警务急救现场伤情评估操作，并回答以下问题：在模拟场景中，你发现一名伤员，如何进行初步的伤情评估？在评估过程中需要注意哪些事项？

6. 思考题：

结合实际工作经历，谈谈你对警务急救现场伤情评估的看法和体会，以及如何在实际工作中更好地应用所学知识。

第三章　基础生命支持

【学习重点】

心脏骤停的临床表现、判断依据和方法；心肺复苏的操作步骤。

【学习难点】

实施心肺复苏术的判断指征及操作方法。

【学习目标】

知识目标：掌握心脏骤停的临床表现、判断依据；掌握心肺复苏的操作步骤。

能力目标：能够准确判断心肺复苏适应症，正确完成徒手心肺复苏的操作。

素质目标：培养学生作为准警察的责任感、使命感，在学习实训中提高能力自信。

第一节 识别和启动应急反应系统

心脏骤停，是指因各种原因导致的、在意料之外的情况下心脏突然停止跳动，从而导致有效的心泵功能和循环系统突然中断，引发全身组织细胞严重缺血、缺氧和代谢障碍。心脏骤停是现实生活中最为紧急和危险的情况之一，需要及时急救和干预。

心脏骤停的原因多种多样，常见的情况包括严重创伤、各种休克、溺水窒息、脑卒中、药物过量、心脏病发作、失血、电击、一氧化碳中毒、蛇毒等。这些因素可能单独或共同作用，导致心脏骤停的发生。有些原因如创伤、溺水等常见于年轻人或健康人，而有些原因如心脏病发作、脑卒中等则常见于中老年人或患有慢性疾病的人。

在现实生活中，心脏骤停的情况并不罕见。由于其危险性和紧急性，了解心肺复苏等急救技能以及如何在紧急情况下保持冷静并采取正确的行动至关重要。每个人都应该了解心肺复苏的基本步骤以及如何在必要时使用自动体外除颤器（AED）等设备来挽救生命。此外，对于那些存在潜在健康问题或处于高风险状态的人，定期进行身体检查和咨询医生也是预防心脏骤停的重要措施。

基本生命支持是一系列复苏操作，包括对心跳、呼吸停止的判断，向紧急医疗服务系统（EMSS）求救，实施基本的循环、呼吸支持和电除颤等措施。在心肺复苏中所指的 A、B、C、D，即：A—开放气道；B—人工呼吸；C—循环支持；D—电除颤。

现场救护人员首要任务是对患者的基本生命体征进行快速评估，包括检查其是否有反应、意识清晰度、呼吸以及循环状况。一旦发现患者无意识且呼吸停止（或存在异常呼吸），应立即向紧急医疗服务系统发出求救信号，并立即着手进行心肺复苏。若现场有两名或更多救护人员，应迅速分工合作，其中一名立即启动心肺复苏程序，而另一名则负责向紧急医疗服务系统发出求救信号。

一、识别判断

只要基本确认患者无意识、无反应、无呼吸（或仅有叹息样呼吸），即刻将患者置于心肺复苏体位（即仰卧位），并遵循 C—A—B 的顺序执行心肺复苏。救护人员需具备迅速反应的能力，应在不超过 10 秒的时间内准确判断患者的心跳与呼吸是否停止。

只要发病地点安全且适宜进行心肺复苏，就应就地实施抢救措施。在判断成人意识时，现场救护人员应迅速靠近患者，检查其是否有损伤及反应。可轻拍患者双肩并大声询问：“你怎么了？”若患者无动作或回应，则判断为无反应、无意识。而对于婴儿，判断有无意识的方法则是轻拍足底。

二、呼叫、求救

当发现患者无反应、无意识且停止呼吸（或呈现叹息样呼吸），若现场仅有一人，应立即拨打急救电话，向紧急医疗服务系统求救，旨在迅速召唤专业急救团队，并尽快携带除颤器赶赴现场。对因淹溺或其他窒息原因造成的心脏骤停患者，应立即启动急救措施，连续进行 2 分钟（大约 5 组心肺复苏）的急救操作后，再去拨打电话。若现场有两人或以上，则应分工合作，一人负责拨打急救电话，另一人立即开始实施心肺复苏。拨打电话者应保持冷静，切勿慌乱，并准备好回答以下问题：

1. 需急救患者所处位置（街道或路名、附近标志性建筑物、办公室名称、房室号）。

2. 联系电话号码。

3. 发生什么事件，如心脏病发作或交通事故等。

4. 所需急救的人数，患者的一般情况。

5. 已给予患者何种急救措施（正在进行心肺复苏，正使用自动体外除颤器）。

6. 未经过心肺复苏培训者，在无其他经心肺复苏培训者在场的情况下，可在紧急医疗服务系统接线员的电话指导下做心肺复苏。

三、心肺复苏体位

如果救护人员判断患者无反应、无呼吸或是呼吸异常，应将患者置于心肺复苏体位，注意对怀疑有颈椎受伤的患者，翻转身体时要使其头颈背部呈轴向转动，以免导致脊髓损伤。

（一）救护员位置

现场救护人员位于被复苏者的一侧，宜于右侧，近胸部部位。

（二）复苏体位

如果患者处于俯卧位或其他不利于复苏的体位，救护人员应迅速移至患者的一侧，轻柔地将患者的双上肢向头部方向伸直，同时将对侧小腿轻轻放置于同侧小腿上，形成交叉状态。随后，救护人员需用一只手稳固地托住患者的后头枕部，另一只手则放置于其对侧腋下，以确保动作平稳流畅。通过这一系列操作，将患者的整个身体转向救护人员所在的一侧，并平稳地放置于仰卧位，然后将双上肢妥善地放置于身体两侧，确保患者处于稳定且易于进行后续急救操作的体位。

（三）复原体位

1. 常规复原体位。如果在心肺复苏中或心肺复苏之后患者恢复呼吸和循环体征（有脉搏、正常呼吸、咳嗽或活动），应继续维持呼吸道通畅，此时，患者应放置于复原体位。

2. 其他复原体位。

（1）头低脚高位：适用于失血性休克患者。患者仰卧，救护人员将其头部放低并偏向一侧，下肢抬高。

（2）半卧位：适用于呼吸困难的患者。

（3）中凹卧位：适用于休克患者。将其头及下肢抬高，有利于气道畅通和下肢静脉回流，增加回心血量。

【注意事项】

1. 尽早拨打急救电话，呼叫周围人员帮助；

2. 拍打患者不可用力过大，防止造成其他损伤。

知识链接

猝死是指突然发生的、不可预料的死亡。我国每年约有 180 万人猝死，平均每分钟有 3~4 人猝死。我国另有文献报道，87.7%的猝死是发生在医院外。在医院外发病就意味着发病后患者无法及时得到医疗专业人员的急救，同时大众的心肺复苏技能也十分匮乏。所以为挽救自身和他人生命，学习并掌握心肺复苏术非常有必要！

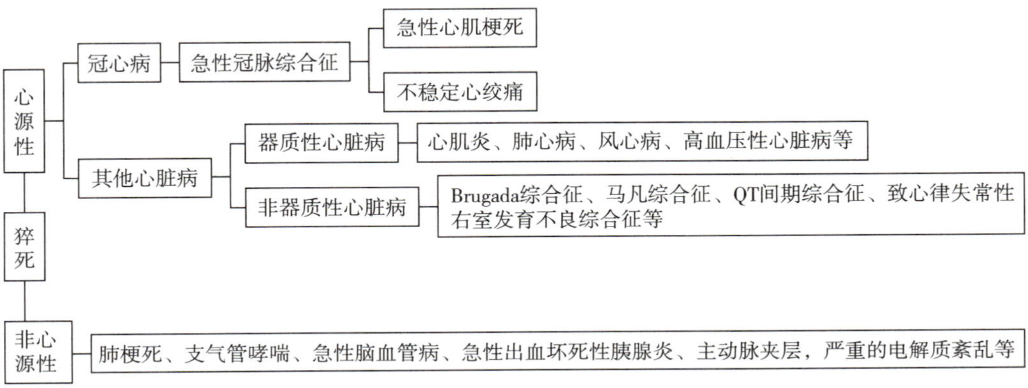

图 3-1　猝死的病因分类

第二节
心肺复苏

我国心脏性猝死病例每年约 54.5 万人。70%以上的猝死发生在院前，其中 80%的猝死原因为室颤。心跳停止 4 分钟内进行基础生命支持（初级心肺复苏），并于 8 分钟内进行高级生命支持（高级心肺复苏），则病人的生存率为 43%。因此，强调黄金 4 分钟，通常在 4 分钟内进行心肺复苏，有 32%能救活，4 分钟以后再进行心肺复苏，只有 17%能救活（如表 3-1 所示）。

心肺复苏，简称 CPR（Cardio Pulmonary Resuscitation），是一种至关重要的急救技术，旨在当心脏骤停和呼吸消失时，通过外部的胸部按压和人工呼吸来恢复患者的自主循环和自主呼吸。这项技术被广泛认为是紧急情况下最有效的救命方法之一。

表 3-1 心脏骤停时间与临床表现之间的关系

心脏骤停时间	临床表现
3 秒钟	黑蒙
5~10 秒钟	晕厥
15 秒钟	阿斯综合征或抽搐
45 秒钟	瞳孔散大
1~2 分钟	瞳孔固定
4~5 分钟	大脑细胞不可逆损伤

在心脏骤停的情况下，时间就是生命。每延迟一分钟，患者的生存概率就会下降约 10%。因此，及时采取正确的急救措施是至关重要的。而心肺复苏正是这样一种可以立即采取的急救措施，它能够通过外部的胸部按压和人工呼吸来维持患者的氧气供应和血液循环，从而为医护人员的到来争取宝贵的时间。无论是在家庭、社区还是工作场所，我们都应该对这门技术有所了解并掌握，以便在紧急情况下能够发挥其作用，为群众的生命安全保驾护航。

一、心肺复苏机制

心肺复苏的主要机制包括心泵和胸泵两种。在按压时，心泵机制是向下将心脏压向坚硬的脊柱上，使心内血液向动脉流出。胸泵机制则通过按压使胸腔压力升高，导致胸内主动脉压升高，血液向胸腔外动脉流出，并且空气会从肺部排出。同时，心肺复苏的按压和松开过程也起到保证全身血液供应的作用。院外心肺复苏机制为心泵，通过胸外按压暂时形成人工循环。

此外，对于心脏骤停的情况，心肺复苏的主要目的是恢复患者的自主呼吸和自主循环功能。在按压过程中，人工循环暂时形成，满足了心脑等重要脏器供血，并可促进患者恢复自主循环，能够自主出现大动脉的搏动。通过人工呼吸代替患者的自主呼吸，实现肺部的扩张和正常的血氧交换，以促进患者自主呼吸的恢复。

如果有条件，自动体外除颤器的使用也是非常重要的。

心肺复苏主要目的在于给大脑供氧。心肺复苏能否成功，主要看脑复苏是否成功。

二、心肺复苏时机

当心跳骤停后，心脏无法再向全身输送氧气，导致机体出现缺血和缺氧的情况。

随着时间的推移，缺氧会对机体造成越来越大的损害，特别是对大脑的影响更为显著。在心脏停止供血 30 秒后，大脑就会出现昏迷，而 60 秒后脑细胞开始逐渐死亡。如果 6 分钟后仍未能恢复心跳和呼吸，那么脑细胞的死亡数量将逼近高峰，可能导致不可逆转的脑损伤。

因此，在患者发生心脏骤停后的黄金 4~6 分钟内，进行心肺复苏是至关重要的，称为“黄金 4~6 分钟”。通过心肺复苏，可以有效地缓解患者因心脏骤停而出现的缺血、缺氧、脑细胞死亡的现象。心肺复苏能够通过人工方式刺激心脏和呼吸，帮助恢复血液循环和呼吸功能，从而挽救患者的生命。

在初步评估阶段，应尽早启动心肺复苏程序，且延误不应超过 10 秒钟。若在此时段内未进行有效的心肺复苏措施，患者可能会出现超过 6 分钟脑细胞不可再生的状况，这将导致脑复苏失败，并可能引发植物状态。因此，实施心肺复苏的时间越早，成功的可能性就越大。

自 2000 年起，美国心脏协会心肺复苏指南认为对非专业救护人员，在心肺复苏前不再要求将检查颈动脉搏动作为一个必需的判断步骤。因此，非专业救护人员无须根据脉搏检查结果来确定是否需要胸外按压或电除颤，如果发现患者无反应、无自主呼吸即可行胸外按压。如果检查脉搏，时间不能超过 10 秒钟，不能确定有无脉搏，立即进行心肺复苏。

检查颈动脉的方法：患者仰头后，救护人员一手按住前额，用另一手食、中指找到喉结，两指下滑，到气管与颈侧肌肉之间沟内即可触及颈动脉。

三、心肺复苏操作程序

（一）胸外按压（Compression）

将患者仰卧于平坦坚实地面，快速解除衣物；救护人员将掌根放在患者胸骨中下 1/3 交界处（快速定位：两乳头连线中点或剑突上 2~3 横指）；掌根与胸骨平行，双臂绷直，双肩在患者胸骨上方正中垂直向下用力按压，按压以髋关节为支点，以肩、臂部力量向下按压；使胸骨下陷 5~6 厘米，频率 100~120 次/分；待胸廓完全回弹后，再次按压；其间掌根不能离开按压部位，按压应快速、有力，但要注意避免用力过猛，以免造成患者胸骨或肋骨骨折（如图 3-2 所示）。

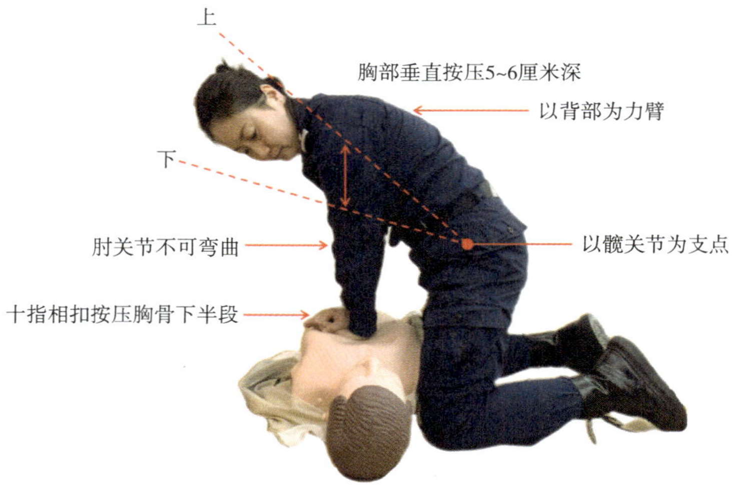

图 3-2 胸外按压

知识链接

高质量心肺复苏的标准

心肺复苏时为保证组织器官的血流灌注，必须实施有效的胸外按压。有效的胸外按压必须快速、有力。

· 成人按压频率 100~120 次/分钟；

· 按压深度 5~6 厘米；

· 每次按压后胸廓完全回弹，按压与放松比大致相等；

· 尽量避免胸外按压的中断；

· 同时，应避免过度通气。

【注意事项】

1. 按压位置要准确，掌根贴于胸骨，手指上翘，向下错位容易使剑突折断而致肝脏破裂，向两侧错位，容易致肋骨和肋软骨骨折；难以准确判断乳头位置时（如体型肥胖、乳头下垂等），可采用滑行法，即一手中指沿患者肋弓下方向上方滑行至两肋弓交会处，食指紧贴中指并拢，另一手的掌根部紧贴于第一只手的食指平放，使掌根横轴与胸骨长轴重合，即胸骨下半部。

2. 救护人员胸外按压时务必保证双臂伸直，肘关节不得弯曲，双肩下压形成压力。

3. 对儿童进行胸外按压时，手掌根放于乳头连接处，胸部中间位置，手指不要压在肋骨上，俯身于儿童胸部上方，单手或双手垂直按压，直到胸部下陷约胸部前后径 1/3 深度后，放松，但手不要移开。

4. 保证按压胸廓充分回弹后再按压，尽可能减少按压中断。

5. 双人或多人施救，应每 2 分钟或 5 个周期心肺复苏（每个周期包括 30 次按压和 2 次人工呼吸）更换按压者，并在 5 秒钟内完成转换。

（二）开放气道

在心肺复苏的过程中，开放气道是至关重要的步骤之一。患者意识丧失时，因肌张力下降，舌和会厌可能把咽喉部阻塞（舌后坠是造成呼吸道阻塞最常见的原因）；有自主呼吸时，吸气过程气道内呈负压，也可将舌或会厌（或两者同时）吸附到咽后壁，造成气道阻塞。当无头颈部创伤时，可以采用仰头举颌法打开气道；怀疑有头颈部损伤时，应避免头颈部过度后仰，不宜使用仰头举颌法，可采用托颌法。为了确保患者的呼吸道畅通无阻，需要采取一系列措施来清理患者的口腔和鼻腔。首先，开放气道之前需要将患者的头部向侧方偏约 45 度，并打开其口腔，仔细检查口腔内有无异物，如义齿、泥沙等。若有，需用纱布包裹手指，将手指伸入口腔内，用手指清理患者口腔内的异物。

在清理完口腔异物后，我们需要采取仰头抬颌的方式来开放气道。具体操作方法是：一手扶住患者下颌骨部位，另一手小鱼际放在患者额头部位。置于下颌骨部位的手往上抬，另一手稍往下压，使患者头部后仰（如图 3-3 所示）。在进行心肺复苏时应注意要做好气道开放，以患者下颌角与耳垂的连线垂直于地面为宜，以免影响人工呼吸的效果。同时应避免患者头部过度后伸，导致不必要的损伤。在进行上述操作时，应同时拨打“120”急救电话寻求专业医疗救助。

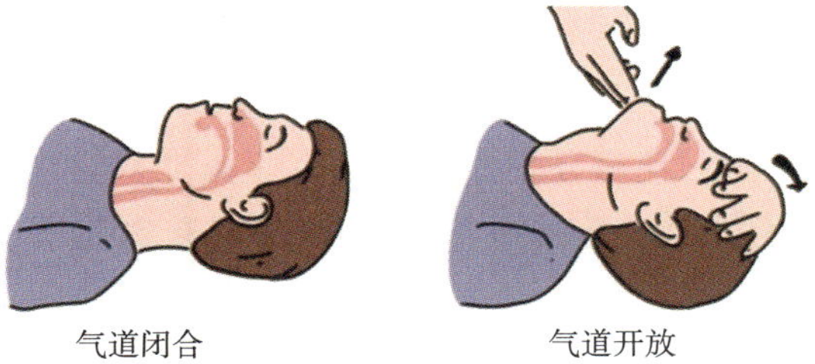

图 3-3 开放气道

【注意事项】

1. 开放气道中，让患者仰头，使其口腔、咽喉纵轴垂直，防止舌头阻塞气道口，保持气道通畅；

2. 若患者颈部受伤，则需采取推举下颌法进行，避免造成颈部伤情加重；

3. 在开放气道的同时要用手指掏出患者口腔异物，有义齿者应取出义齿。

（三）人工呼吸

在有条件的情况下，人工呼吸时应使用人工呼吸面膜。人工呼吸面膜是一种方便携带及使用的人工呼吸辅助工具，可以避免直接接触患者的口鼻，以利于保护自己，减少感染。

采用人工呼吸时，每次通气必须使患者的肺脏能够充分膨胀，可见到胸廓上抬，每次通气时间应持续约 1 秒钟，连续 2 次通气。

1. 口对口人工呼吸。口对口呼吸是一种快捷有效的通气方法，呼出气体中的氧足以满足患者需求。实施口对口呼吸时，要确保患者气道开放通畅。

吹气时，用压住前额的手捏紧患者双侧鼻孔；口唇包紧患者的口唇，在保持气道畅通的操作下，平稳地向内吹气；吹气过程中，用眼角余光观察其胸廓是否有起伏。吹气应连续 1 秒左右，确保有足够气体进入并使胸廓起伏，若吹气无法使胸廓起伏，则再次开放气道。吹气后，救护人员口唇离开，并松开捏鼻子的手指使气体呼出，同时侧转头呼吸新鲜空气，再进行第二次吹气（如图 3-4 所示）。

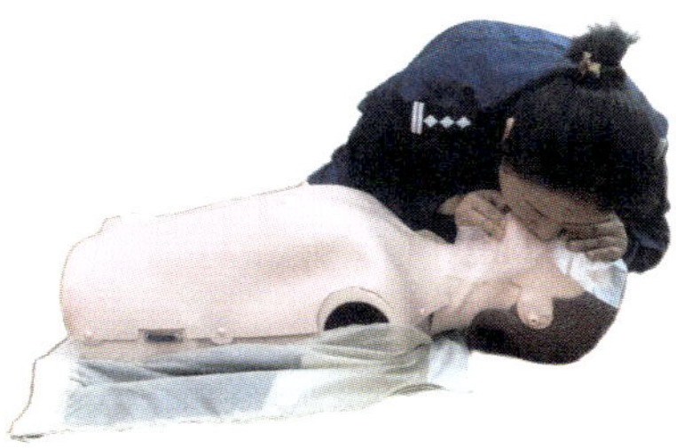

图 3-4　人工呼吸

口对口呼吸常会导致患者胃胀气，可能出现严重合并症，如胃内容物反流，导致误吸或吸入性肺炎，胃内压升高后，膈肌上抬，限制肺的运动。所以吹气不可过快或过力，减少吹气量及气道峰压值水平，有助于减低食管内压，减少胃胀气的发生。对于未建立人工气道的成人，推荐 500～600 毫升吹气量；对于建立人工气道者，400 毫升吹气量即可满足要求。

2. 口对鼻人工呼吸。口对鼻呼吸适于那些不能进行口对口呼吸的患者，如牙关紧闭不能开口、口唇创伤等。口对鼻呼吸时，将一只手置于患者前额后推，另一只手抬下颏，使口唇紧闭。用嘴封罩住患者鼻子，吹气后使口离开鼻子，让气体自动排出。

【注意事项】

1. 人工呼吸以平静呼吸为准，胸廓上抬即可，避免过度通气；
2. 确保气道处于开放状态。

（四）儿童心肺复苏

儿童因解剖学特性，其气道相较于成人更为狭窄，且舌部在口腔中所占比例相对较大，这易导致气道梗阻及缺氧现象的发生。

1. 操作步骤。

（1）呼叫判断有无意识、呼吸。

（2）无意识、无呼吸或异常呼吸，先行 2 分钟的心肺复苏。

（3）向紧急医疗服务系统求救，继续心肺复苏。

2. 儿童心肺复苏操作流程。

（1）开放气道：采用仰头举颌法打开气道，下颌角与耳垂连线与平卧面呈 60 度。观察口腔，如有异物进行清除。

（2）心脏按压：按压部位为胸骨下 1/2 处，采用单掌或双掌按压，频率 100~120 次/分钟，按压幅度至少为胸廓前后径的 1/3，每次按压后胸廓复位。

（3）人工呼吸：可采用口对口或气囊-面罩人工呼吸，通气频率 12~20 次/分钟，每次通气时间约 1 秒钟，可见胸廓起伏。

（五）婴儿心肺复苏

婴儿的解剖特点与儿童略有不同，在进行心肺复苏时要有所区别。

1. 操作步骤。

（1）用手拍打足底或足跟，判断有无意识或反应，判断有无呼吸。

（2）无意识、无呼吸或有异常呼吸，先行 2 分钟的心肺复苏，按压/通气比例为 30：2，每次按压后胸廓充分复位。行 5 组心肺复苏评估一次效果。

（3）向紧急医疗服务系统求救，继续心肺复苏。

2. 婴儿心肺复苏操作流程。

（1）开放气道采用仰头举颌法打开气道，不要过度后仰头部，宜下颌角与耳垂连线与平卧面呈 30 度。观察口腔，如有异物，进行清除。

（2）心脏按压部位为紧贴胸部正中乳头连线下方水平，采用双指按压法，频率至少 100 次/分钟，按压幅度至少为胸廓前后径的 1/3，每次按压后胸廓复位。

（3）人工呼吸可采用口对口鼻或气囊-面罩人工呼吸，通气频率为 12~20 次/分钟，每次通气 1 秒钟，可见胸廓起伏。行 2 分钟心肺复苏评估一次复苏效果。

（六）心肺复苏易发生的并发症

1. 人工呼吸的并发症。急救中进行人工呼吸时，由于过度通气和通气流量过快，都易导致胃扩张，尤其是儿童更易发生胃扩张，通过维持通畅的气道，限制与调节通气流量足以使胸廓起伏即可。避免导致气道压力过高的因素（快速呼吸、缩短吸气时间、用力通气)。

2. 胸外按压的并发症。正确的心肺复苏技术能有效降低并发症风险。在成人患者中，即便胸外按压操作规范，也可能导致肋骨骨折，但相比之下，婴儿和儿童则较少出现此类情况。胸外按压可能引发的其他并发症包括肋骨与胸骨分离、气胸、血胸、肺挫伤、肝脾撕裂伤及脂肪栓塞等。因此，在按压过程中，确保手部位置正确且用力均匀而有力，对于减少并发症的发生至关重要。

(七) 心肺复苏禁忌症

当患者有下列情形时，不适宜进行心肺复苏:

1. 胸壁开放性损伤。

2. 肋骨骨折。

3. 胸廓畸形或心包压塞。

(八) 心肺复苏有效的指标

1. 颈动脉搏动按压有效时，每一次按压可以触摸到一次搏动，若停止按压搏动亦停止，此时应继续进行胸外安静压，如若停止按压后脉搏仍然跳动，则说明患者心搏已恢复。

2. 面色(口唇)复苏有效时，患者面色由紫绀转为红润，如患者面色变为灰白则说明复苏无效。

3. 神志复苏有效时，可见患者有眼球活动，甚至手脚活动。

4. 出现自主呼吸，自主呼吸出现并不意味着可以停止人工呼吸，如果自主呼吸微弱，仍应坚持口对口呼吸。

5. 瞳孔复苏有效时，可见瞳孔由大变小，并有对光反射，如瞳孔由小变大、固定则说明复苏无效。

(九) 终止心肺复苏的指征

现场心肺复苏应坚持进行，在现场抢救中不可武断地作出停止复苏的决定。

现场救护人员停止复苏的条件为:

1. 现场危险且威胁人员安全。

2. 呼吸和循环已有效恢复。

3. 医师已接收并开始急救，或有其他人员接替急救。

4. 医师已判断患者死亡。

知识链接

据新版心肺复苏指南，当救护人员为非专业医护人员时，为尽量提升患者生存率，延长抢救时间，只要患者呼之不应，即可开始进行心肺复苏，且弱化了人工呼吸作用，进行正确胸外按压即可。

第三节 自动体外除颤器

室颤是心室肌快而微弱地收缩或不协调地快速颤动，其结果是心脏无排血，心音和脉搏消失，心、脑等器官和周围组织血液灌注停止，阿斯综合征发作和猝死。心脏骤停患者早期85%~90%是室颤，治疗室颤最有效的方法是早用自动体外除颤器（AED）除颤。电除颤的原理是通过皮肤用一定强度的电流电击心脏，让室颤或者无脉性室速的心脏全部或大部分心肌在瞬间除极，恢复心脏自律性最高的起搏点，也就是窦房结重新主导心脏的节律，恢复窦性心律，使心脏恢复正常的收缩和舒张，挽救生命。除颤每推迟1分钟，存活率降低7%~10%。心肺复苏与自动体外除颤器的早期有效配合使用，是抢救心跳呼吸骤停猝死患者的最有效抢救手段。

早期电除颤对救治心脏骤停的患者至关重要，主要因为以下几个方面：

1. 心脏骤停最常见的心律失常是心室纤维性颤动（室颤，VF）或无脉性室速（VT）；
2. 室颤的严重后果是心脏骤停；
3. 治疗室颤最有效的方法是电击除颤；
4. 成功除颤的机会转瞬即逝；
5. 未及时进行电击除颤者在数分钟就可能出现心脏停搏。

早期电除颤是“生存链”各环节中可能提高生存率的有效手段，对提高院前心脏骤停患者的生存机会起到关键作用。在人口稠密的社区和人员活动大的场所，装备自动体外除颤器，并培训现场救护人员使用，对挽救心脏骤停患者的生命意义重大。

自动体外除颤器是一种便携式、易于操作，稍加培训即能熟练使用，专为现场急救设计的急救设备。它集成了自动心脏节律分析系统和电击咨询系统，能够自主提出实施电击的指令，由操作者确认后，通过按下“SHOCK”按钮来完成电除颤过程。自动体外除颤器设备专为无反应、无呼吸及无循环体征的心室颤动或无脉性室速患者设计。在极短的时间内，自动体外除颤器能释放大量电流通过心脏，有效终止所有不规则、不协调的心脏活动，促使心脏电流恢复自我正常化状态。除颤过程中自动体外除颤器有语音提示，操作简便易行，大多数人经过短期的教学即会使用（如图 3-5 所示）。

操作方法：

第一步：开机。打开电源开关，按图示和语音提示操作。

第二步：贴片。根据图示将电极片分别贴于右胸上部和左胸左乳头外侧（部分需要将电极板插头插入自动体外除颤器主机插孔）。

第三步：分析心律。机器自动分析，等候自动体外除颤器分析心律是否需要电除颤，得到电除颤信息后，等待充电的同时民警示意周围人不要接触患者，准备除颤。

第四步：除颤。按下“放电”键，除颤后继续心肺复苏两分钟，再分析心律。

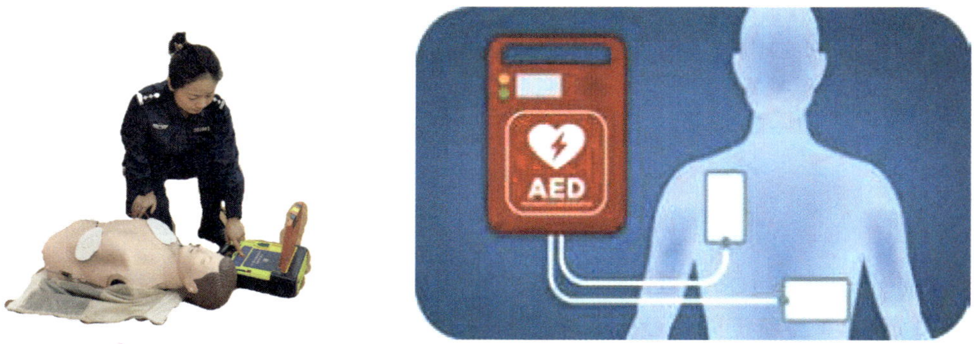

图 3-5　自动体外除颤器除颤

整体操作流程如下（如图 3-6 所示）：

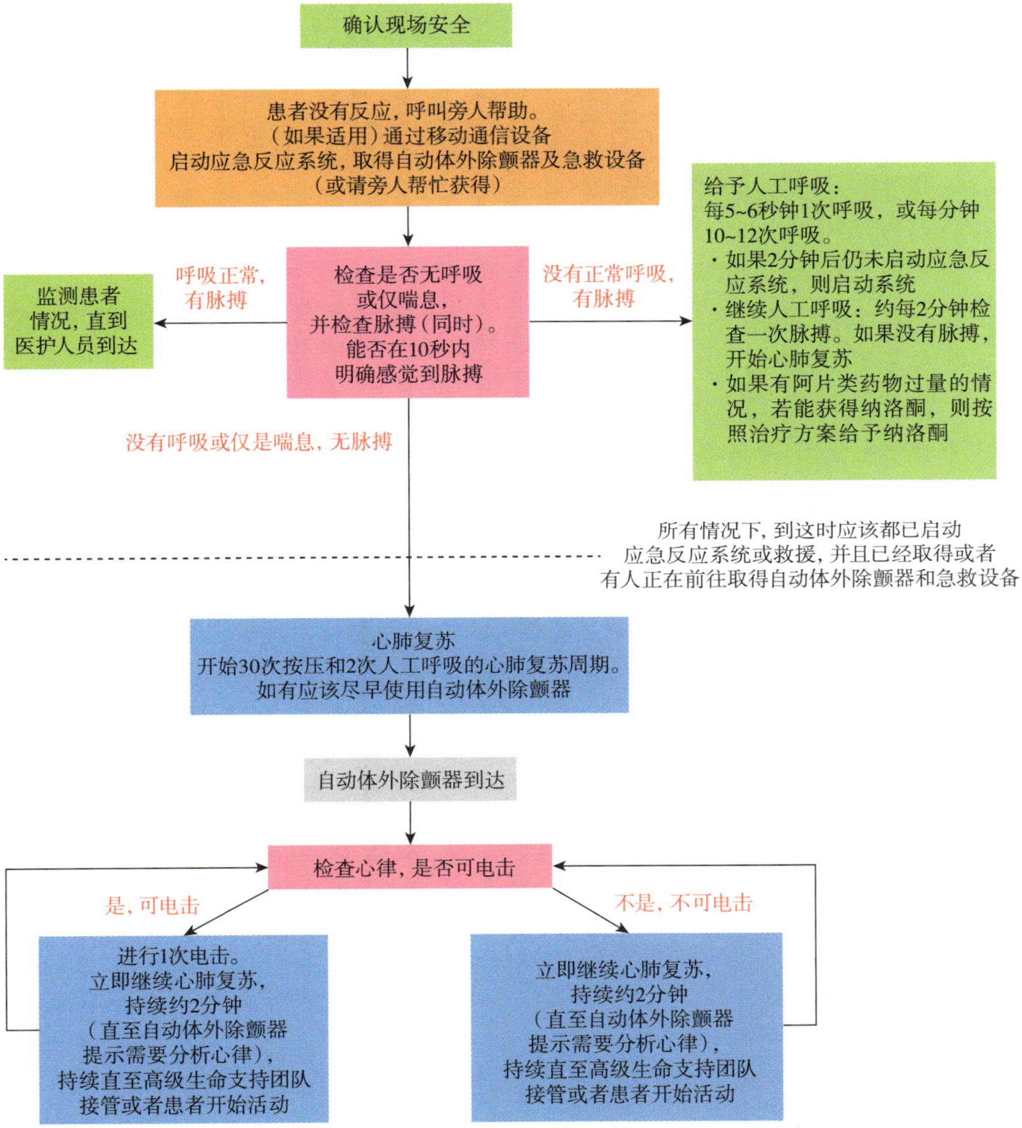

图 3-6　除颤操作流程

【注意事项】

1. 自动体外除颤器瞬间可以达到 200 焦耳的能量，通电除颤时须告诫周围人不得接触、靠近患者；

2. 确保患者胸部皮肤干燥。

【知识小结】

1. 判断患者有无意识。拍打患者双肩，呼叫其姓名或称谓。若有意识，不要挪动患者，迅速给药，拨打急救电话；若无意识，应立即呼救。

2. 呼救。独自一人时，大声呼救，立即拨打急救电话；有第三者在场时，请他人帮助呼救、拨打急救电话。拨打急救电话时要注意，正确报出准确地址。

3. 保持气道通畅，清理异物。

4. 判断呼吸。

（1）仰头举颌法，开放气道。

（2）无呼吸或仅有数次不规则的喘息，需要立即进行心肺复苏；气息均匀规则，不需要进行心肺复苏。

5. 通气。平卧，开放气道；捏住口鼻，用嘴包住对方的口，平静呼吸，快速吹气（平静呼气量），每次维持 1 秒，然后松开鼻子，让患者呼气，共重复两次。

6. 胸外按压。

（1）两手交叉，掌根重叠，手掌根部置于两乳头连线与胸骨交叉部位，胸廓下陷深度为 5~6 厘米。

（2）较大儿童：找出胸骨与剑突连接处上方两指幅处，用手掌根部压迫。胸部压迫之深度为 1/3 至 1/2。

（3）按压通气比：30∶2。

（4）速度：100~120 次/分。

7. 交替进行。通气与胸外按压交替进行，共进行五次，按后再次检查患者呼吸心跳，判断是否继续进行心肺复苏。

【课后练习】

一、选择题

1. 心肺复苏的正确顺序是？（　）

A. 胸外按压→开放气道→人工呼吸　　B. 人工呼吸→胸外按压→开放气道

C. 开放气道→人工呼吸→胸外按压　　D. 胸外按压→人工呼吸→开放气道

2. 在心肺复苏中，正确的胸外按压速率是？（　）

A. 80~100 次/分　　B. 100~120 次/分　　C. 120~140 次/分

3. 在心肺复苏中，人工呼吸的正确频率是？（　）

A. 10 次/分　　B. 12 次/分　　C. 15 次/分

4. 在心肺复苏中，正确的开放气道方法是？（　）

A. 仰头抬颈法　　B. 仰头举颌法

C. 按压胸廓法　　　　D. 按压肋缘法

5. 在心肺复苏后，为了提高复苏成功率，应该尽快进行?（　）

A. 药物治疗　　　　B. 心电图检查

C. 高级生命支持　　　　D. 以上都是

二、判断题

1. 心肺复苏是一种紧急处理措施，可以在任何情况下进行。（　）

2. 在进行心肺复苏时，只需要进行胸外按压即可。（　）

3. 在进行人工呼吸时，每次呼吸都应该充分送气。（　）

4. 在进行心肺复苏时，不需要保持气道通畅。（　）

5. 在进行心肺复苏时，只需要保持气道通畅即可。（　）

第四章 创伤现场急救技术

【学习重点】

出血种类的判断及止血方法、不同部位的包扎方法。

【学习难点】

创伤伤情的综合判断、有效止血操作方法、各部位包扎方法及搬运注意事项。

【学习目标】

知识目标：了解出血对人体的危害，掌握出血类型判断的方法以及骨折的判断方法。

能力目标：掌握基本的外出血的止血方法、不同部位的包扎手法以及四肢骨折的固定方法。

素质目标：在实操中培养科学严谨、善于思考、善于钻研的学习作风。树立“生命至上”的健康理念以及“救助他人、快乐自己”的精神信念。增强学生在操作过程中善于思考、灵活应用、服务为民的根本意识。

第一节 概述

创伤是常见的对人体的伤害。严重创伤的应急救护需要快速、正确、有效，以挽救伤员的生命，防止损伤加重和减轻伤员的痛苦。

创伤是指由机械因素引起人体组织或器官的破坏或功能障碍。警务人员在执勤执法，处置突发性事件、自然灾害、意外事故等紧急现场时，往往都是第一目击者和重要救援力量，因此学习创伤现场急救技能非常重要。

一、创伤的主要类型

根据损伤形态、受伤部位等不同，对创伤可以用不同的方法分类。

1. 按有无伤口分类，可分为开放性损伤和闭合性损伤。其中，开放性损伤包括擦伤、割伤、撕脱伤及穿刺伤等；闭合性损伤包括挫伤、扭伤、拉伤、挤压伤、震荡伤、关节脱位、闭合性骨折和内脏损伤等。

2. 按受伤部位分类，可分为颅脑伤、颌面伤、颈部伤、胸部伤、腹部伤、脊柱伤、骨盆会阴部损伤、四肢伤等。

3. 按受伤部位的多少及损伤的复杂性分类，可分为单发伤、多发伤、多处伤、复合伤等。

在现场急救伤员时，现场警务人员应根据伤员的创伤类型采取相应的救护方法。

二、创伤现场急救的目的

创伤现场急救的目的是争取在最佳时机、最佳地点，尽最大努力去救护更多的伤员，达到最佳救护效果。

1. 最佳时机。最佳的救援时机是在创伤发生后的第一时间，由现场的警务人员或救护员迅速采取适当的急救措施，以救助伤员，而不仅仅是等待专业救护人员抵达现场后才开始救护。

2. 最佳地点。理想的救援地点是在确保安全且便于迅速救助的场合对伤员进行救护。在危险的环境中，现场警务人员不应盲目行动，而应在确保自身和伤员都处于相对安全的条件下及时进行救援。这就要求现场警务人员能够准确评估现场环境的安全性，识别潜在的危险因素，并采取适当的救援措施。

3. 因地制宜，就地取材。竭尽所能，充分利用现场所有可用资源，根据现场条件就地取材，并与现场其他救援人员协同合作，共同进行伤员救护工作。

4. 尽可能多地救护伤员。在充分利用现场资源的前提下，尽可能地救助伤员，需要采取科学而有序的方法，以提高救援效率。特别是在应急救援的人力和物资资源紧张时，更应注重有序地进行抢救工作，避免无序和分散的救援行为，这样才能实现救助更多伤员的目标。

三、创伤现场急救的原则

在紧急救护的场合，必须遵循救护的基本原则。面对大量伤员等待救援的情况，应优先遵循“先救命，后治伤”的原则，尽可能地救助所有有生还希望的伤员。不应仅专注于抢救那些伤势严重但生还概率极低的伤员，从而错失对更多可能获救的伤员进行及时救护的机会。

对于非专业医疗人员而言，尤其应当将救命作为首要任务。警务人员有过专业培训经历，通常掌握了必要的现场急救知识和技能，如清除呼吸道障碍、维持呼吸畅通、止血和包扎等，这些技能在紧急情况下能够挽救伤员的生命。相比之下，治疗伤势则需要一定的专业医学知识、技能和经验。

在医疗救护人员抵达现场之前，现场警务人员应避免进行复杂的现场治疗，而应迅速处理那些威胁伤员生命的紧急外伤，如控制大出血、保持呼吸道畅通等。只要伤员的状况允许，就应立即将其送往医院，以便尽快接受专业医疗救治。在没有专业指导的情况下盲目进行治疗，可能会导致“二次损伤”，造成更严重的后果。

第二节 止血术

严重的创伤往往会导致大量出血，对伤员的生命构成威胁。因此，在现场及时且有效地为伤员止血是挽救生命的必要措施。在专业医务人员抵达之前，需要根据现场的具体情况选择合适的止血方法，并且要尽量避免或减少止血措施可能对伤员造成的额外伤害。

止血是指流血时通过一定方式处理，快速让血停止向外流动。人体血量一般占自身体重的7%~8%，当出血量达到全身总血量20%的时候，人会发生休克。出血量达到全身总血量40%的时候，就会危及生命。创伤可引起不同程度的出血，当严重创伤伴有内脏破裂或骨折时，出血量更大，常是外伤后早期死亡的主要原因。

一、出血类型判断

（一）按出血部位分

出血指的是血管破裂，导致血液溢出至血管外部。根据出血位置的不同，可分为外出血和内出血。外出血是指血液通过伤口流出体外，在体表可以观察到出血现象；而内出血则是指血液渗入组织间隙、体腔或皮下，导致脏器血肿、积血或皮下淤血形成。外出血通常容易被发现，但严重的内出血往往因为无法在体表观察到而具有潜在的危险性。当身体遭受创伤时，可能会同时发生内出血和外出血。

（二）按血管类型分

出血类型通过受损血管种类进行划分。动脉受损，鲜血会随着每一次心跳从体内喷射出来，体内血容量会迅速下降，血液呈鲜红色。静脉受损，由于血液已将氧转运释放到各个组织，与动脉相比压力较小，血液呈暗红色。但静脉血管壁能变宽，使大量血液积聚在里面（静脉曲张）。如果大静脉或曲张的静脉受损，血液会从里面大量涌出。毛细血管出血，从创口慢慢渗出，通常出血量较少（如表4-1所示）。

表 4-1 出血性质分类表

出血位置	出血表象	主要做法	血液颜色
动脉出血	喷射状	需直接压迫供血动脉	鲜红色
静脉出血	涌泉状	指压、加压包扎	暗红色
毛细血管出血	滴血渗血状	可自行止血	鲜红色

（三）失血量与症状

1. 轻度失血。当突然失血量达到全身血容量的 20%（相当于成人约 800 毫升）时，则可能引发轻度休克症状。这些症状包括伤员感到口渴、面色苍白、冷汗淋漓、手脚湿冷，以及脉搏快速而微弱，频率可能超过每分钟 100 次。

2. 中度失血。若突然失血量占全身血容量的 20% 至 40%（相当于成人 800～1600 毫升），则可能出现中度休克症状。这些症状表现为伤员呼吸急促、烦躁不安，脉搏频率可能超过每分钟 100 次。

3. 重度失血。若突然失血量超过全身血容量的 40%（相当于成人约 1600 毫升），则可能呈现重度休克症状。这些症状包括伤员表情淡漠，脉搏细弱或难以触及，血压无法测量，随时可能危及生命。

二、常用止血方法

（一）指压止血法

指压止血法是根据动脉走行位置，在伤口的近心端，用手指将动脉压向深部骨骼，阻断血液流通，从而达到止血目的。指压止血法是最直接、快速、有效、安全的止血方法，可用于大部分外出血的止血。

知识链接

近心端不是一个固定的位置，是相对而言的。从心脏发出的动脉血管逐渐分支成毛细血管，再逐渐汇集成静脉血管回到心脏，其中任何一段血管，离心脏近的一端称近心端，离心脏远的一端称远心端。

身体常用止血点：

1. 颞浅动脉。

适用范围：适用一侧前额、颞部、头顶部出血。

操作方法：用拇指或食指按压同侧耳屏上方的凹陷处，有脉搏搏动点（如图

4-1 所示）。

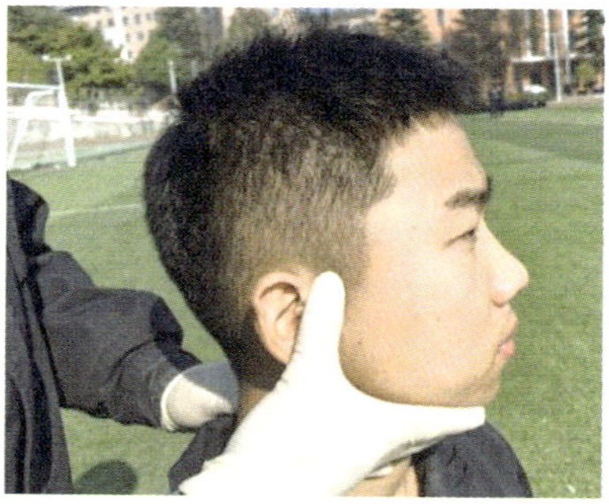

图 4-1　颞浅动脉止血

2. 枕动脉。

适用范围：适用头后部枕部出血。

操作方法：用拇指向枕骨按压耳后乳突下后侧，有脉搏搏动点（如图 4-2 所示）。

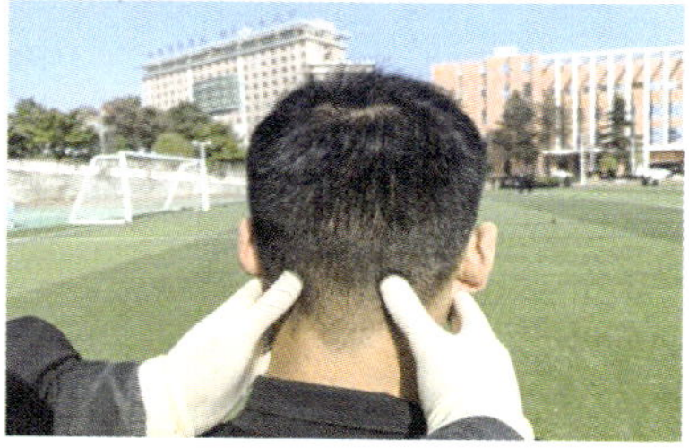

图 4-2　枕动脉止血

3. 颈动脉。

适用范围：适用一侧头、颈、面部大出血，且压迫其他部位无效时止血。

操作方法：用拇指按压同侧胸锁乳突肌内侧缘动脉搏动处（如图 4-3 所示）。

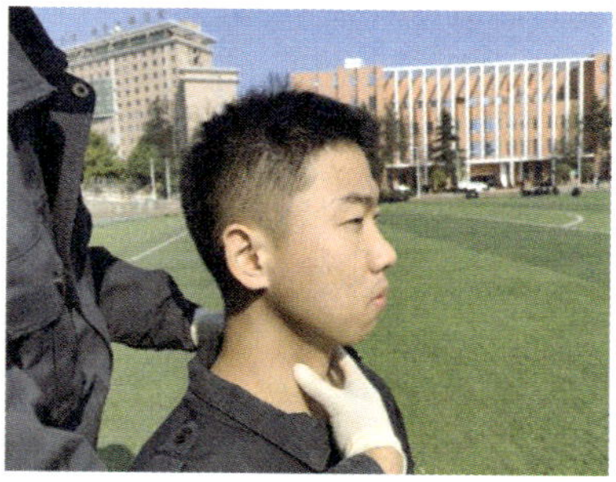

图 4-3　颈动脉止血

【注意事项】

1. 严禁同时压迫双侧颈动脉；

2. 压迫时应避开气管。

4. 面动脉。

适用范围：适用一侧颌面部出血。

操作方法：用拇指按压同侧咬肌（咬合口腔时，面部后下方隆起的肌肉）下缘与下颌骨下缘之间，面动脉搏动处（如图 4-4 所示）。

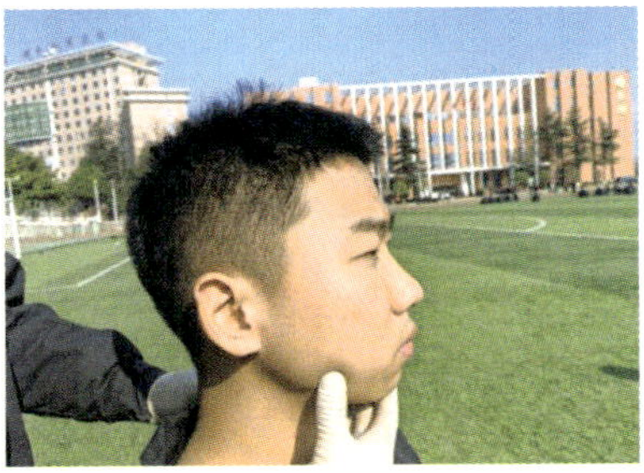

图 4-4　面动脉止血

5. 肱动脉。

适用范围：适用一侧手部、前臂及上臂出血。

操作方法：将受助者上臂托起外展，与肩同高，用拇指按压肱二头肌内侧沟中点，将肱动脉压向肱骨（如图 4-5 所示）。

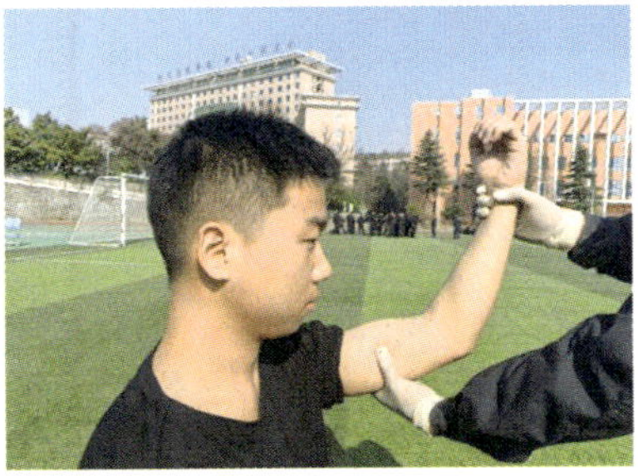

图 4-5　肱动脉止血

6. 股动脉。

适用范围：适用下肢大出血。

操作方法：用双手拇指重叠用力按压腹股沟韧带中点稍向下的动脉搏动处，若指压效果不明显，可采取跪压的方式操作（如图 4-6 所示）。

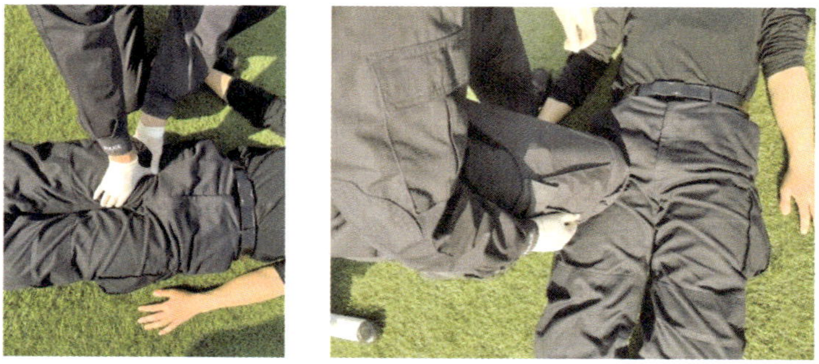

图 4-6　股动脉止血

7. 尺、桡动脉。

适用范围：适用手部出血。

操作方法：高举受伤患肢，用双手拇指按压腕部横纹上方两侧动脉搏动处（如图 4-7 所示）。

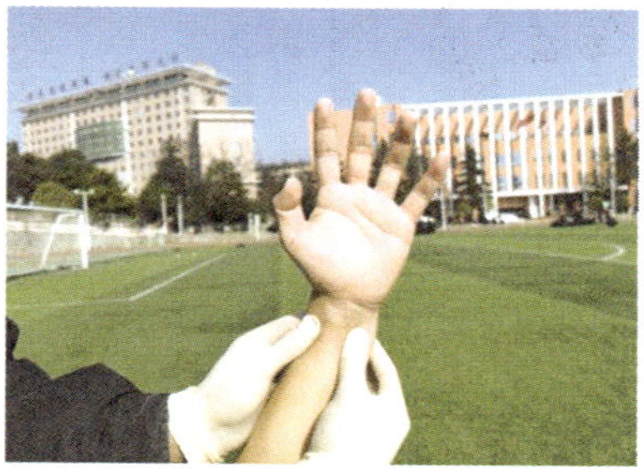

图 4-7　尺、桡动脉止血

8. 腘动脉。

适用范围：适用小腿及足部出血。

操作方法：用双手拇指重叠用力按压腘窝横纹中点动脉搏动处（如图 4-8 所示）。

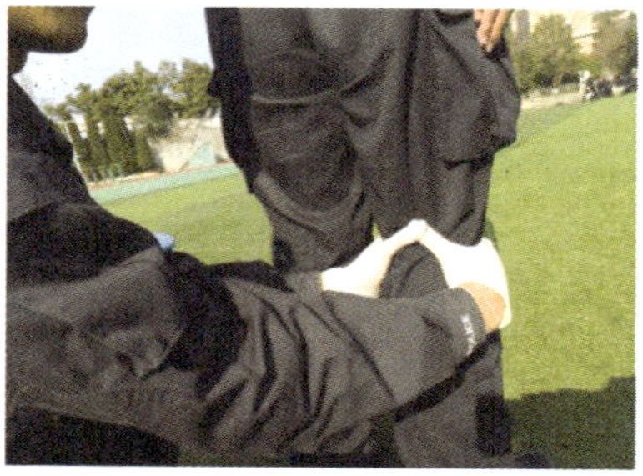

图 4-8　腘动脉止血

（二）压迫包扎止血法

压迫包扎止血法是现场急救中应用机会最多、最易掌握、最快捷、最有效的止血法，可用于动脉、静脉、毛细血管出血。

操作方法：

第一步：在伤口上覆盖敷料、手帕等材料；

第二步：用手指或手掌直接用力压迫伤口；

第三步：使用绷带或三角巾等加压包扎。

（三）止血带止血法

止血带止血法是指使用绷带、橡皮胶管、三角巾等，将出血的肢体扎住，以阻断血流达到止血目的的方法。适用于四肢大血管出血，上肢结扎在上臂的上 1/3 段，避免结扎在中、下段，以防损伤桡神经而影响手臂的功能；下肢结扎在大腿中上部（尺骨与桡骨之间、胫骨与腓骨之间均有骨间动脉，止血效果较差）。

1. 橡皮带止血。橡皮带弹性大、止血效果好，但操作较复杂、易损伤皮肤。

适用范围：四肢大出血。

操作方法：在准备结扎的部位以衣物或三角巾等作衬垫；一手夹持止血带头端 10 厘米处，另一手拉紧尾端，平行绕肢体两周压住头端；尾端从止血带下牵出成环，将头端插入环内拉紧，记录止血时间。

动作要领概括为“长头压短头，平行两圈绕，用力要均匀，反手勾成环”（如图 4-9 所示）。

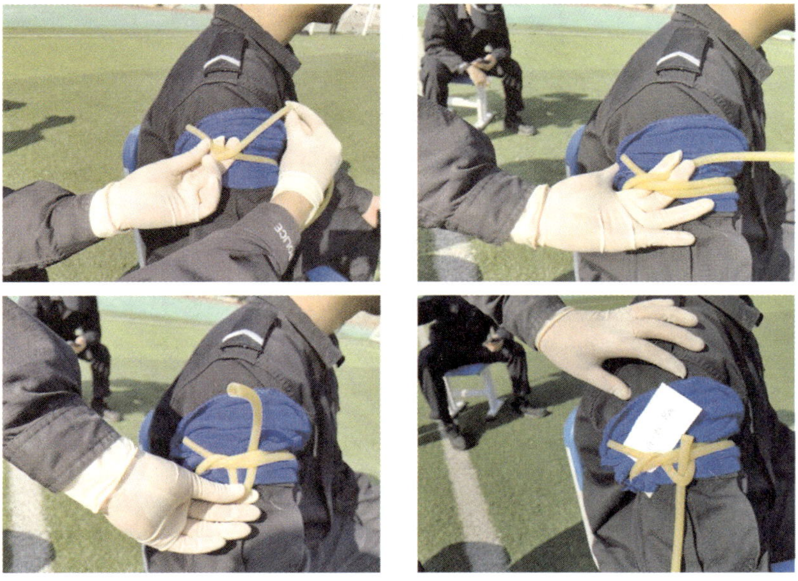

图 4-9　橡皮带止血

2. 旋压式止血带止血。旋压式止血带由自粘带、绞棒、固定带和扣带环构成，通过转动绞棒可收紧或放松止血带，调整止血力度。具有止血效果好、不易损伤皮肤、操作简单快捷等优点，便于自救互救。

适用范围：四肢大出血。

操作方法：在准备结扎的部位环绕肢体一周将自粘带插入扣带环内拉紧自粘带，反向粘紧，转动绞棒，直至出血停止；将绞棒卡入固定夹内，多余自粘带继续缠绕后用固定带封闭；记录止血时间（如图 4-10 所示）。

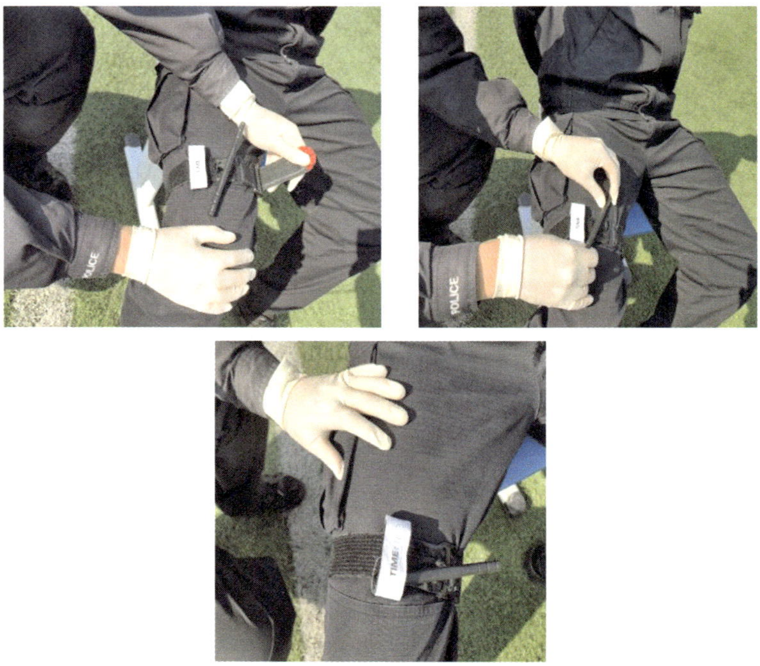

图 4-10　旋压式止血带止血

【注意事项】

使用止血带进行止血可能带来一系列潜在的负面效应，包括止血带所绑区域的神经和血管可能遭受暂时性或永久性的损害。此外，肢体局部缺血可能引发一系列系统性并发症，例如乳酸血症、高钾血症、心律失常、休克、肢体损伤甚至死亡。这些并发症与止血带施加的压力大小以及阻断血流的持续时间密切相关。因此，在使用止血带时应格外谨慎。

1. 上止血带前，应先将伤肢抬高，促使静脉血液回流，以减少血液流失。

2. 止血带不要直接结扎在皮肤上，应先用平整的衬垫垫好，再结扎止血带。

3. 结扎止血带的部位应在伤口的近端。上肢结扎应在上臂的上 1/3 处，避免结扎在中 1/3 以下，防止损伤桡神经；下肢结扎应在大腿中上部。对于损毁的肢体，也可把止血带结扎在靠近伤口的部位，有利于最大限度地保存肢体，特别是在伤口以下的肢体可能需要截肢或保留困难的情况下更需如此，以利于重建假肢。

4. 止血带松紧要适度，以伤口停止出血为宜。过紧容易造成肢体损伤或缺血坏死；过松只能压迫静脉，使静脉血液回流受阻，反而加重出血。

5. 结扎好止血带后，要在明显部位加上标记，注明结扎止血带的时间，应精确到分钟。

6. 结扎止血带的时间一般不应超过 2 小时，而且每隔 40~50 分钟或发现伤员远端肢体变凉，应松解一次，以暂时恢复远端肢体的供血。松解时如有出血，可压迫伤口止血。松解约 3 分钟后，在比原结扎部位稍低的位置重新结扎止血带。

7. 若止血带以下组织已明显广泛坏死，在专业救护人员接手前不宜松解止血带。

8. 禁止用细铁丝、电线、绳索等当作止血带。

（四）屈肢加垫止血法

当前臂或小腿出血时，可在肘窝、腘窝内放入纱布垫、棉花团、毛巾或衣物等物品，屈曲关节，用三角巾或绷带作“8”字形固定（如图 4-11 所示）。

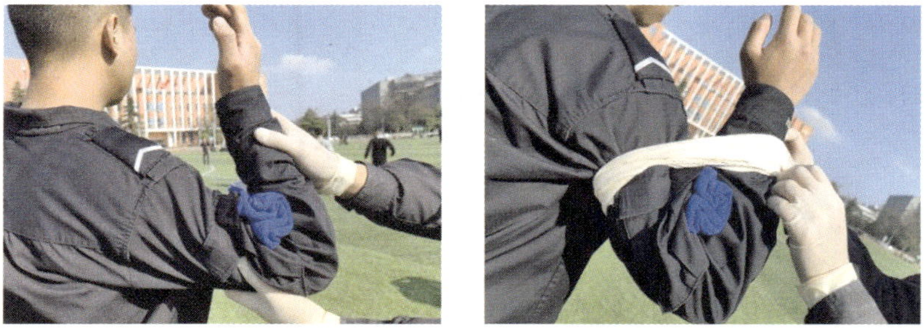

图 4-11 屈肢加垫止血法

【注意事项】

骨折或关节脱位者禁用。

第三节
包扎术

包扎是外伤现场急救的重要措施之一，受伤部位在进行止血后，均应进行及时正确的包扎，可以达到压迫止血、减少感染、保护伤口、减轻疼痛等目的。常用的材料有绷带、三角巾等。创伤包扎应超过伤口边缘 5~10 厘米，以达到上述目的。如有外露污染的骨折断端和腹内脏器，不可轻易还纳。若为腹腔内组织脱出，应用干净器皿保护后再包扎，不要将敷料直接包扎在脱出的组织上。包扎过程中，松紧要适宜，既要保证达到固定和止血目的，又不影响组织血液循环。

一、绷带包扎法

绷带包扎是用途最广、最方便的包扎方法，绷带在民警随身配备的警用急救包中有携带，下面介绍几种常见的绷带包扎方法。

（一）环形包扎法

适用范围：主要用于颈部、胸腹部、手腕部、小腿部等肢体粗细相近的部位。

操作方法：用无菌敷料覆盖伤口，将绷带作环形缠绕，第一周稍斜，第二周缠绕后将第一周斜出来的一角翻折，再缠绕第三周、第四周，将斜角压住，最后用胶条或将末端撕开打结固定（如图 4–12 所示）。

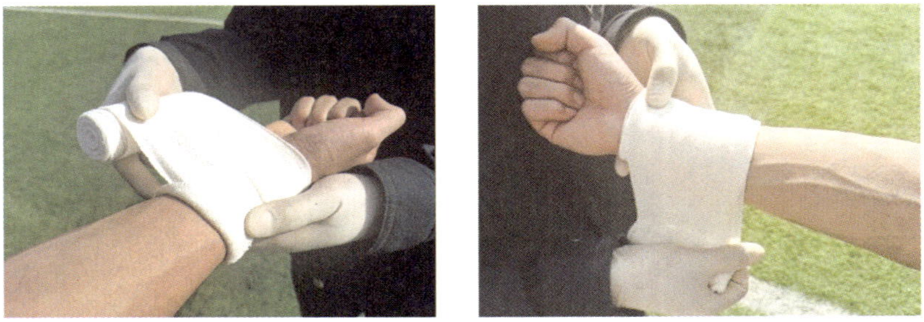

图 4–12 环形包扎法

（二）螺旋包扎法

适用范围：主要用于四肢等粗细均等的部位。

操作方法：先按照环形包扎法的方式缠绕 2~3 周，再斜向上继续缠，每周压住上一周的 2/3，最后用胶条或将末端撕开打结固定（如图 4–13 所示）。

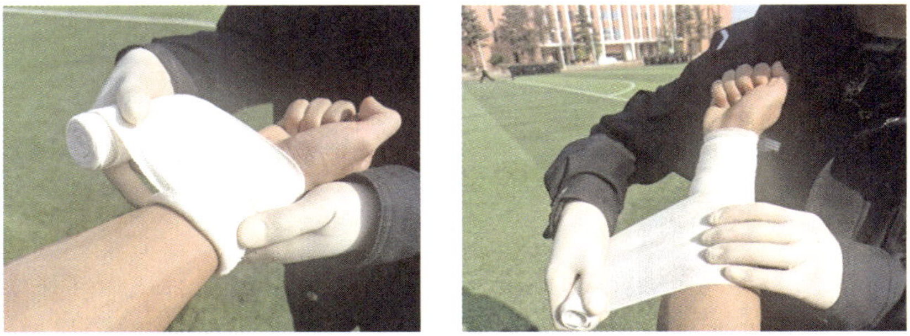

图 4–13 螺旋包扎法

（三）螺旋反折包扎法

适用范围：主要用于前臂、小腿、大腿等粗细不等的部位。

操作方法：先用环形包扎法的方式缠绕 2 周，再用螺旋包扎法，然后用一只手的手指按住绷带中央，另一只手将绷带向下反折，再继续如此包扎。注意不得在伤口与骨骼隆起突出的地方反折（如图 4-14 所示）。

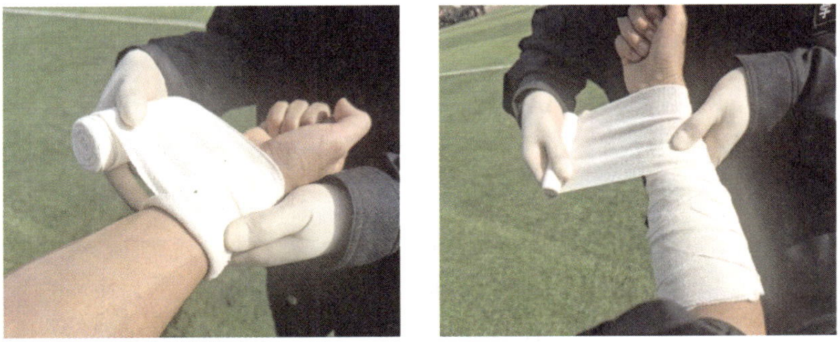

图 4-14 螺旋反折包扎法

（四）“8”字包扎法

使用范围：主要用于手、肘、膝、足、肩等部位。

操作方法：以手部受伤为例，先用环形包扎法在手腕处缠绕 2 周，再将绷带向指尖处成“8”字形上下两侧缠绕，每周缠绕压上周的 2/3，最后用环形包扎法进行固定（如图 4-15 所示）。

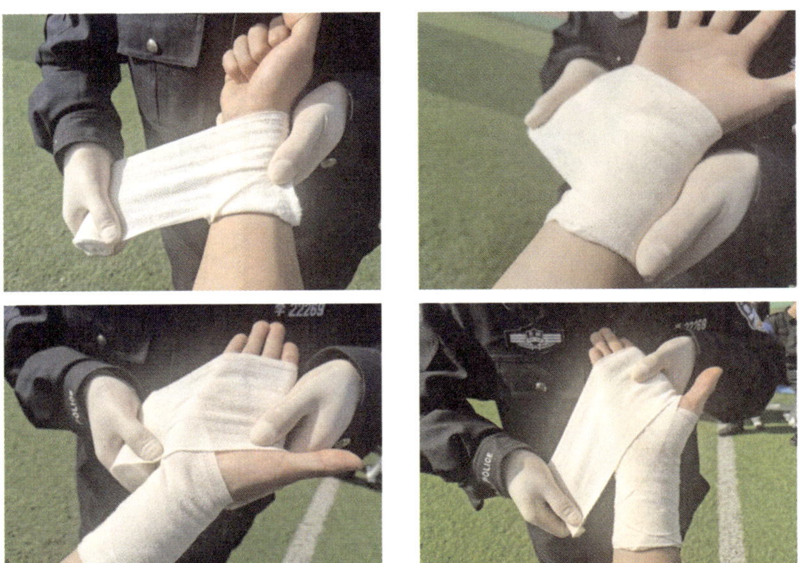

图 4-15 “8”字包扎法

（五）回返包扎法

使用范围：用于头部、肢体末端或断肢部位的包扎。

操作方法：

（1）用无菌或干净的敷料覆盖伤口。

（2）先环形固定 2 周，确保起始部分固定牢靠。

（3）一手持绷带一端于伤口一侧便于按压的部位，一手持绷带卷，从一侧缠绕至对侧。

（4）然后再固定对侧折返处绷带向后反折。

（5）反复呈放射状反折，直至将敷料完全覆盖。

（6）最后环形缠绕 2 周，将上述反折绷带固定（如图 4-16 所示）。

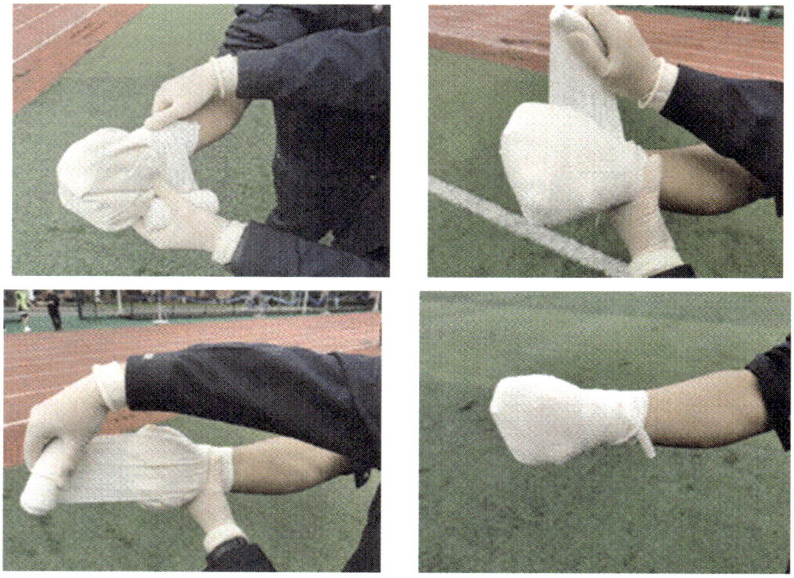

图 4-16　回返包扎法

知识链接

当发生肢体离断时，除伤员离断处止血、包扎以外，还要正确处理离断肢体。最好将断肢用干净的敷料或布包裹，放入不透水、干净的塑料袋内，然后在断肢周围放些冰块，注意不能让冰块直接接触断肢，以防将断肢冻伤，也不可直接把断肢放入生理盐水、水或酒精中浸泡，因为这样浸泡会使细胞发生肿胀，影响断肢再植的成功率。

二、三角巾包扎法

三角巾包扎法是一种常用的包扎方法，适用于身体多个部位包扎，可对不便使用绷带包扎的伤口进行包扎和止血；较大面积创伤、固定夹板、手部悬吊等，也可使用三角巾包扎法。

（一）头部帽式包扎法

适用范围：主要用于头部创伤。

操作方法：将三角巾底边的中点放在眉间上部，顶角经头顶垂向枕后，再将底边经左右耳上向后拉紧，在枕部交叉，并压住垂下的顶角再交叉绕耳上至额部拉紧打结（如图 4-17 所示）。

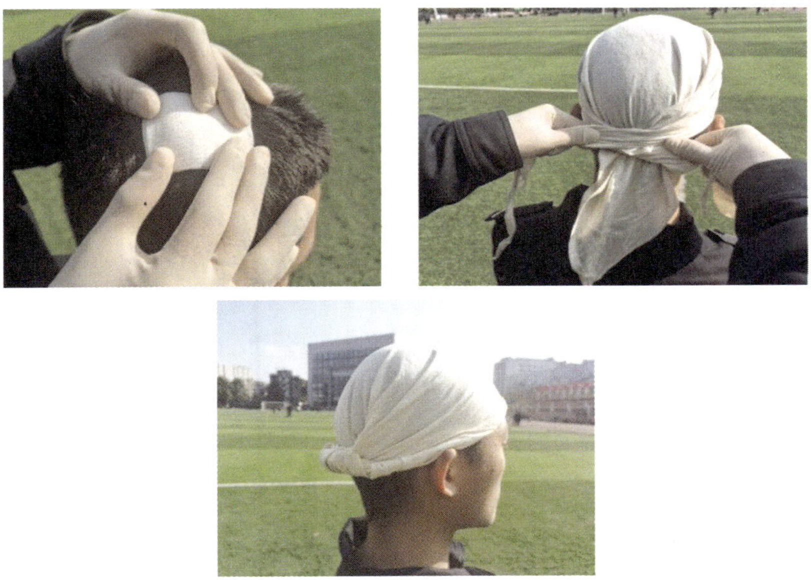

图 4-17　头部帽式包扎法

【注意事项】

1. 头部帽式包扎时不能将双侧耳郭包入三角巾内；
2. 额前打结位置不宜过高，防止滑脱。

（二）眼部包扎法

适用范围：眼部创伤。

操作方法：敷料覆于伤眼，三角巾折成约四横指宽条带，斜放于伤眼；下端条带从伤侧耳下绕至对侧耳上，在前额正中压住上端条带；上端条带反折覆盖另一眼，经健侧耳下至枕后，两端相遇打结（如图 4-18 所示）。

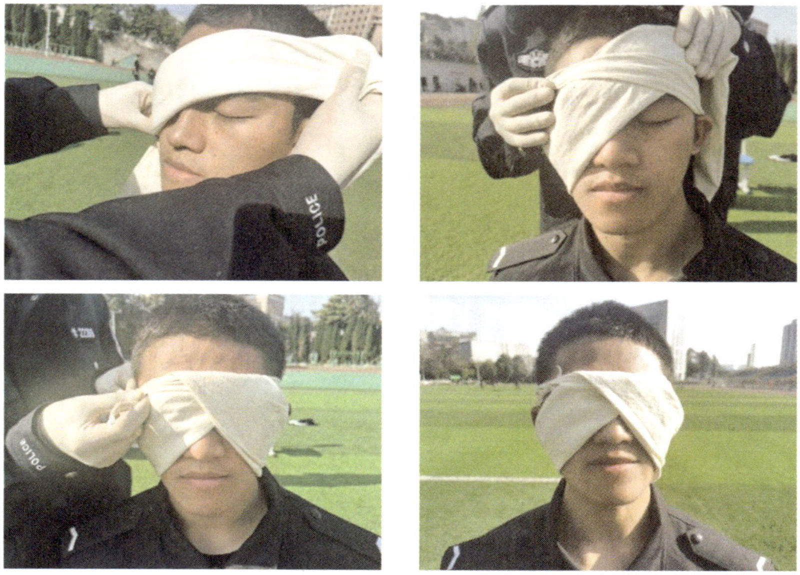

图 4-18　眼部包扎法

（三）肩部包扎法

适用范围：单肩创伤。

操作方法：将三角巾折叠成燕尾，燕尾角朝向颈部，燕尾底边向下绕三角巾打结，向对侧拉紧两燕尾角并于腋前打结（如图 4-19 所示）。

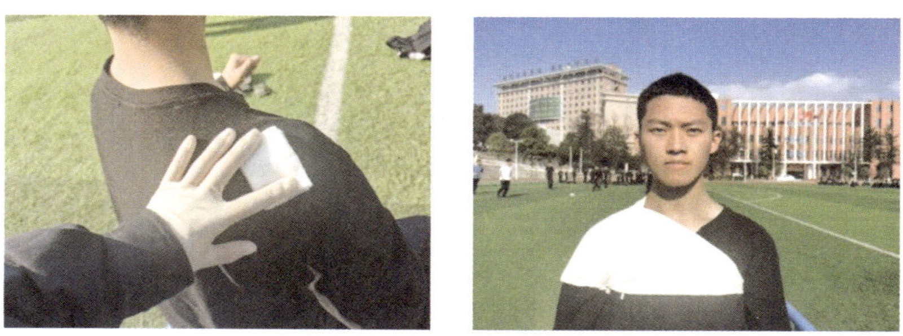

图 4-19　肩部包扎法

（四）气胸封闭式包扎法

适用范围：开放性气胸。

操作方法：将三角巾急救包包装皮内面贴紧伤口，变开放为闭合，敷料覆盖后，三角巾底边双层压迫敷料，顶角从伤侧越过肩上折向背部，拉紧两底角相遇打结，顶角系带越过伤侧肩部，与底边一并打结（如图 4-20 所示）。

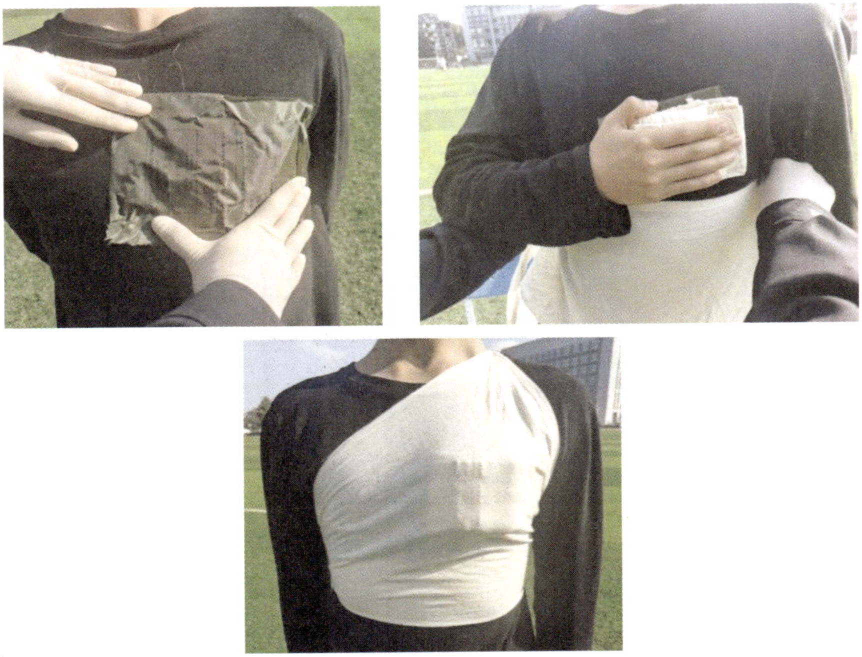

图 4-20 气胸封闭式包扎法

（五）腹部内脏脱出包扎法

适用范围：开放性腹部创伤，腹腔内器官（如肠管）脱出体外。

操作方法：将干净敷料覆盖脱出脏器，用合适容积的器皿（如碗、头盔、皮带圈等）完全覆盖受损创口，防止感染。然后用三角巾包扎固定（如图 4-21 所示）。

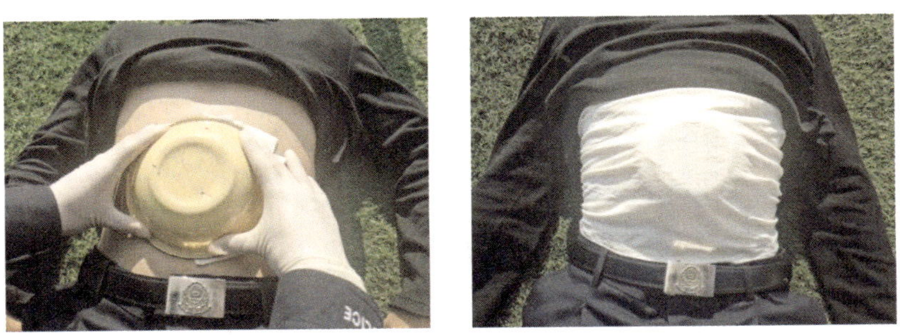

图 4-21 腹部内脏脱出包扎法

【注意事项】

1. 伤员取仰卧位或半卧位，下肢屈曲，尽量不要咳嗽；
2. 严禁饮水进食。

（六）异物伤口包扎法

适用范围：刀子、匕首、钢筋、铁棍等异物刺入人体体内。

操作方法：先将两块棉垫或替代品安放在异物显露部分的周围，尽可能不摇动，然后用棉垫包扎固定，使刺入体内的异物不会脱落，还可以制作环形垫，用于包扎有异物的伤口，避免压住伤口中的异物（如图 4-22 所示）。

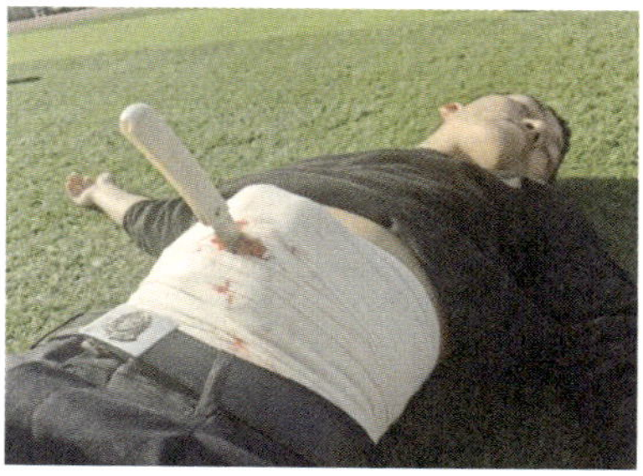

图 4-22　异物伤口包扎法

【注意事项】

1. 切忌拔出异物再包扎，异物可能刺中重要脏器或血管，贸然拔出可能造成出血不止；

2. 搬运中绝对不能挤撞伤处。

三、包扎要求

在处理伤口时，包扎动作必须快、准、轻、牢。确保包扎部位准确无误、紧密覆盖，不遗漏任何伤口部分；在进行包扎时动作要轻，避免触碰伤口，以免加剧伤者的疼痛和导致出血；同时，包扎需确保牢靠，但不宜过紧，以防阻碍血液循环或压迫神经；在包扎前，务必在伤口上覆盖适当的敷料。

【操作要点】

1. 尽可能戴医用手套做好自我防护。

2. 脱去或剪开衣服，暴露伤口，检查伤情。

3. 加盖敷料，封闭伤口，防止污染。

4. 动作要轻巧而迅速，部位要准确，伤口包扎要牢固，松紧适宜。

5. 较大伤口不要用水冲洗（烧烫伤、化学伤除外）。

6. 不要对嵌有异物或骨折断端外露的伤口直接包扎，不要试图复位突出伤口的骨折端。

7. 不要在伤口上用消毒剂或药物。

第四节
固定术

现场骨折固定是创伤救护的一项基本任务。正确良好的固定能迅速减轻伤员伤痛，减少出血，防止损伤脊髓、神经、血管等重要组织，也是搬运伤员的基础，有利于转运后的进一步治疗。

固定术用于骨折的临时固定，骨折急救的第一步是及时固定伤肢，切勿轻易搬动伤者或扶持伤者站立，应及时有效地固定，防止骨折断端移位，造成新的损伤。固定是与止血、包扎同样重要的基本救护技术。骨折临时固定可避免加重损伤、减轻疼痛、便于后送。其包括夹板固定法、健肢固定法和就便器材固定法。可通过观察肢体畸形、异常活动、肢体功能障碍、局部疼痛肿胀等表现判断负伤人员是否骨折，疑似骨折应按骨折处理。

一、骨折

（一）骨折的定义

骨的连续性和/或完整性遭到破坏即为骨折。从骨折形态上可将骨折分为线性骨折、楔形骨折、穿孔性骨折、凹陷性骨折、压缩性骨折等。

骨折固定的宗旨在于：

1. 实现制动，以减轻伤员的疼痛感。
2. 防止对周围组织、血管和神经造成进一步损伤。
3. 降低出血和肿胀的风险。
4. 阻止闭合性骨折演变为开放性骨折。
5. 便于伤员的搬运和转移。

（二）骨折的判断依据

1. 疼痛骨折疼痛剧烈，活动时加重，局部有明显压痛，可听到骨摩擦音，据此可确定骨折的部位。

2. 肿胀骨折端出血和局部软组织损伤后的渗出液会造成局部的皮下淤血、血肿和水肿。

3. 畸形完全骨折和骨折端移位时会发生畸形，如肢体短缩、患肢成角或旋转等，多见于长骨骨折，出现假关节等症状是骨折的确证之一。不完全骨折和无移位的完全骨折，没有此症状或此症状不明显。

4. 功能障碍骨折后原有的运动功能受到影响甚至完全丧失，如上肢骨折时不能拿、提；下肢骨折时不能行走、站立。

5. 当骨折端刺破大血管时，伤者往往会发生大出血，甚至休克。大出血多见于骨盆骨折。

（三）骨折的原因

1. 直接暴力是指由火器伤、打扑伤、挤压伤、机器绞轧伤、坠落、跌倒等造成的伤者骨折，此种骨折多为粉碎性、横断性和开放性骨折。

2. 间接暴力是指通过传导、杠杆或旋转等作用造成伤者骨折，因此骨折不发生在暴力接触部位。

3. 肌肉牵拉暴力伤者在对抗肌未能协调的情况下，突然受到阻力，肌肉骤然张力收缩牵拉可造成髌骨、尺骨鹰嘴等撕脱骨折。

4. 积累性暴力伤者无明显外伤史，但因过多或不适应的远距离跑步或强行军，造成第二跖骨或腓骨下端的疲劳性骨折。

（四）固定原则

确保现场环境安全，并且救护人员已经采取了适当的自我保护措施。

1. 首先评估伤者的意识状态、呼吸情况、脉搏强度，并对任何严重出血进行紧急处理。

2. 使用绷带、三角巾或夹板对受伤部位进行固定。

3. 夹板的长度应足够覆盖骨折部位及其上下关节，以确保全面固定。

4. 若骨折端暴露在外，切勿拉动或试图将其推回伤口内。对于开放性骨折，现场不宜对伤口进行冲洗或涂抹药物。应先进行止血和包扎，然后再进行固定。

5. 暴露受伤肢体的末端，以便监测血液循环情况。

6. 在固定受伤肢体后，如果条件允许，应尽量将伤肢抬高。

7. 采取措施预防休克的发生。

知识链接

青枝骨折多见于儿童，“青枝”两个字是借用来的，在植物的青嫩枝条中，常常会见到折而不断的情况。儿童的骨骼中含有较多的有机物，外面包裹的骨外膜特别厚，因此在力学上就具有很好的弹性和韧性，不容易折断，遭受暴力发生骨折就会出现与植物青枝一样折而不断的情况，故而这种特殊的骨折被称为青枝骨折。

二、上臂骨折固定

上臂骨折需要固定时，通常采取夹板固定。

夹板固定法的操作方法：将夹板放在上臂外侧，用绷带或三角巾固定骨折上下两端（若无夹板可将上臂直接固定在躯干上），然后用三角巾将前臂吊于胸前，使肘关节屈曲，再用一折叠好的条带横放于前臂上方，连同小悬臂带及上臂与躯干固定在一起，起到限制关节活动的作用（如图 4-23 所示）。

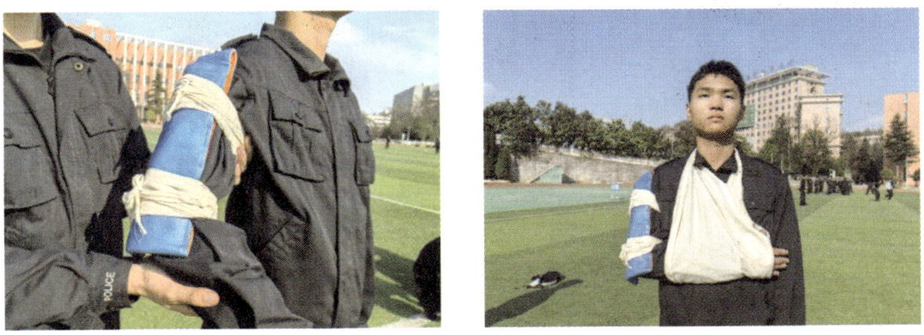

图 4-23　上臂骨折夹板固定

三、前臂骨折固定

前臂骨折需要固定时，大多采取夹板固定和衣物固定。

（一）夹板固定

操作方法：将两块长度从肘至手心的夹板分别放在前臂的手掌与手背侧，在伤员手心垫好软物，让伤员握好夹板，腕关节稍向掌心方向屈曲，然后分别固定骨折上下端，再用三角巾做大悬臂将前臂悬吊于胸前。指端露出，检查末梢血液循环（如图 4-24 所示）。

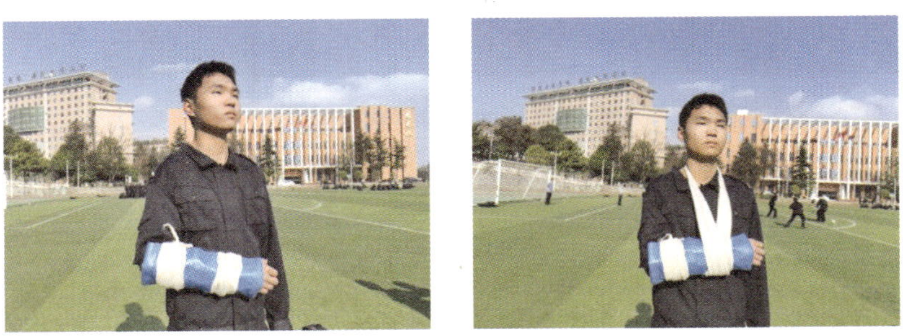

图 4-24　前臂骨折夹板固定

（二）衣物固定

操作方法：无夹板时，可利用伤员身穿的上衣固定，将伤侧肘关节屈曲贴于胸前，将伤侧衣襟向外反折、上提翻起，把伤侧衣襟下面与健侧衣襟上面的纽扣与扣眼相扣（也可用带子将伤侧的衣襟下角与健侧的衣领系在一起），最后用腰带或三角巾条带经伤侧肘关节上方环绕一周打结固定，使上臂与前臂活动均受到限制（如图 4-25 所示）。

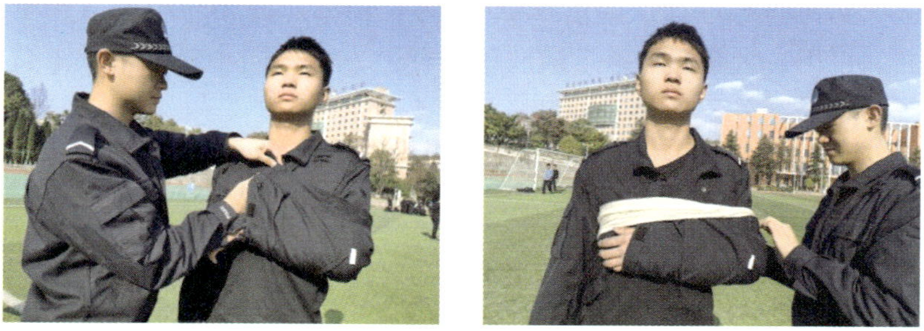

图 4-25　前臂骨折衣物固定

四、大腿骨折固定

大腿骨折需要固定时，通常采取健肢固定。

健肢固定的操作方法：无夹板时，可用布带将伤肢与健肢固定在一起，两膝与两踝之间应加衬垫，先固定骨折部位上、下两端，再固定膝关节以上和踝关节处，踝与足部应采用“8”字形固定（如图 4-26 所示）。

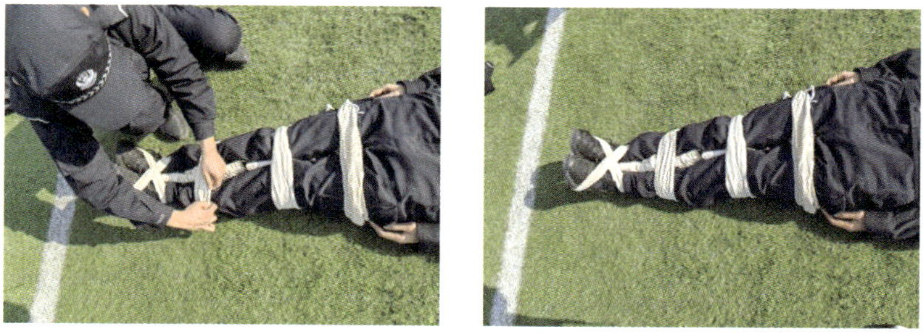

图 4-26　大腿骨折健肢固定

五、小腿骨折固定

小腿骨折需要固定时，通常采取夹板固定。

夹板固定法的操作方法：用两块长度从大腿下段至足跟的夹板分别放在小腿的内、外两侧（只有一块夹板时则放于小腿外侧，将健肢当作内侧夹板），关节处加衬垫后，先固定骨折部位上下两端，再固定大腿中部、膝部，踝部与足部，采用“8”字形固定（如图 4-27 所示）。

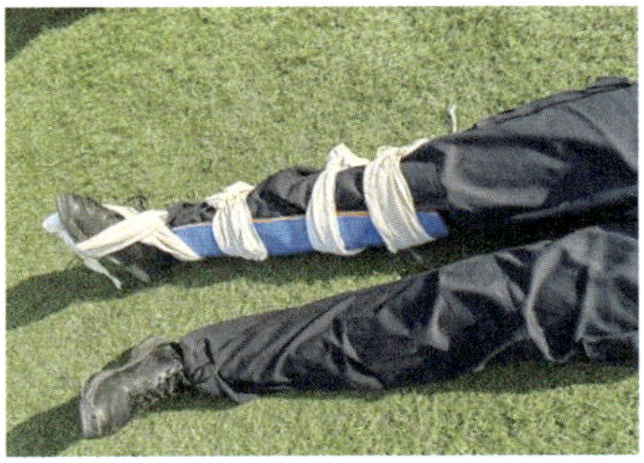

图 4-27 小腿骨折夹板固定

【注意事项】

1. 夹板上端需超过膝关节，下端跨过踝关节；

2. 固定骨折上下端和关节上下端。

六、锁骨骨折固定

操作方法：取两条条带，分别固定在两侧肩部，再把两条条带的末端连接在一起打结，受助者两肩稍向后，胸部前挺；也可在伤员两侧腋下放好衬垫，用条带以横“8”字形绕肩，使两肩向后，胸部前挺，在背后交叉、打结、固定（如图 4-28 所示）。

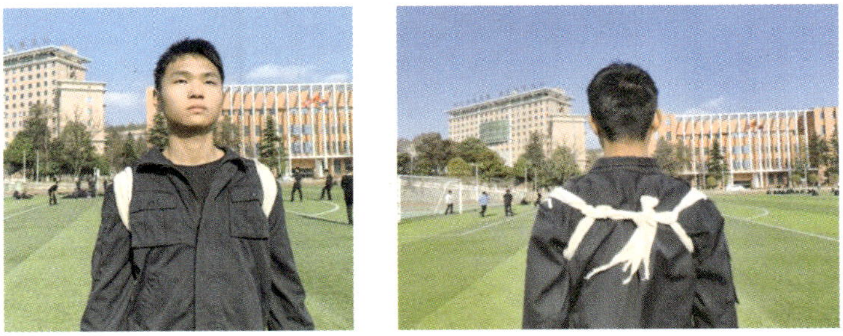

图 4-28 锁骨骨折固定

【注意事项】

1. 在对伤员进行包扎固定前，要本着先救命后治伤的原则，先判断伤员生命体征，确认正常后再进行固定。

2. 对于开放性骨折，先止血后包扎再固定，闭合性骨折直接固定，下肢骨折就地固定。

3. 使用夹板固定时，避免直接接触伤肢，需先用柔软的材质垫好；严禁将断端送回伤口内；对于骨折后造成的畸形，禁止进行复位操作。

4. 四肢骨折的固定要先固定近端，后固定远端，不可颠倒顺序。

七、其他骨折固定法

若在执勤、处置事件现场时所携带的急救器材极为有限，在进行警务现场急救过程中，遇伤员需要固定受伤部位时，可利用警棍、报纸、树枝、木棍、竹片、书本等作为夹板加绷带的方式进行简单的固定（如图 4-29 至图 4-31 所示）。

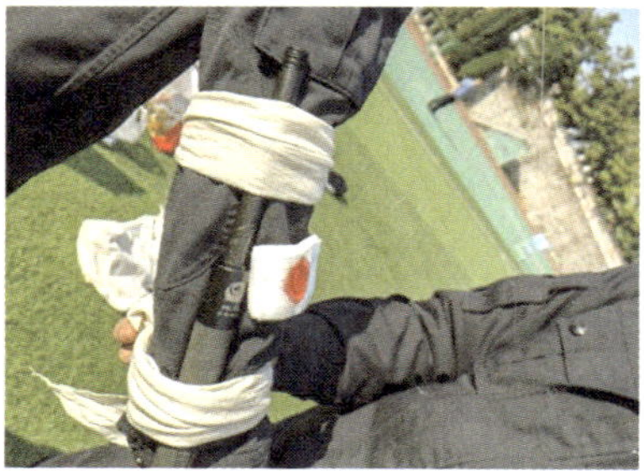

图 4-29　警棍固定

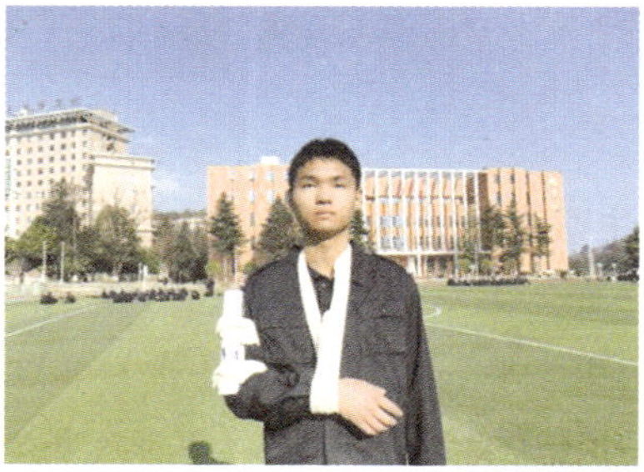

图 4-30　报纸卷折固定

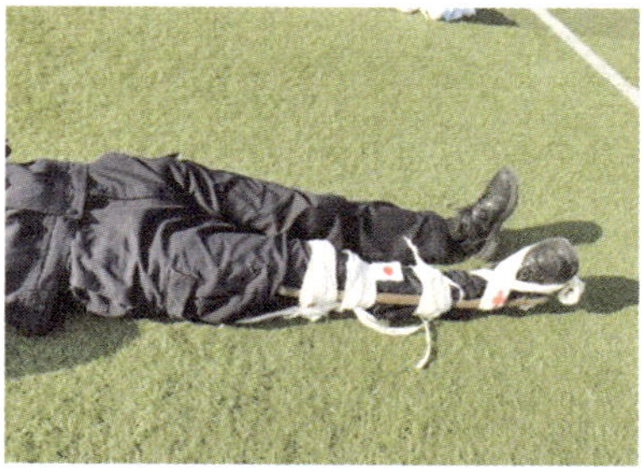

图 4-31　木棍固定

第五节
搬运术

通常情况下，当现场环境安全时，救护人员应优先在现场对伤员进行急救，以争取宝贵时间挽救生命并防止伤势恶化，直至救护车抵达。只有在环境存在安全隐患，或者局部环境条件的限制，使得救护工作无法进行时，才考虑转移伤员。在搬运和护送伤员的过程中，必须依据救护人员和伤员的具体状况，以及现场的实际情况，采取既安全又恰当的措施。

搬运是利用人力或借助简易器材将负伤人员转移的方法，是创伤急救四大技术的重要一环，搬运不当可能造成伤员终身残疾。常见搬运方法有：单人搬运法、多人搬运法、担架搬运法、就便器材搬运法。

搬运过程中一定要注意：观察生命体征。观察伤员呼吸、心跳、神志意识、血压、瞳孔等，发现心跳停止时，立即做心肺复苏。如有大出血，立即先止血。对于骨折者，应先包扎固定骨折部位。开放性骨折切忌将伤口外骨折断端压入伤口内。进行观察处理的同时，快速呼叫救护人员到场或立即安全转送至医院。

一、单人搬运法

（一）扶持法

适用范围：伤势不重、下肢没有骨折，可自己行走的伤员。

操作方法：救护人员站到伤员一侧，将其靠近自己一侧的上肢绕过自己的颈部，然后用手握住，另一只手绕到伤员的背后，用力扶住其腋下或腰部，然后两人同时行走。若有两名救护人员搬运，则分别在伤员两侧，将伤员的两上肢绕过两侧救护人员颈部，然后交叉扶住伤员的腋下或腰部行走（如图 4-32 所示）。

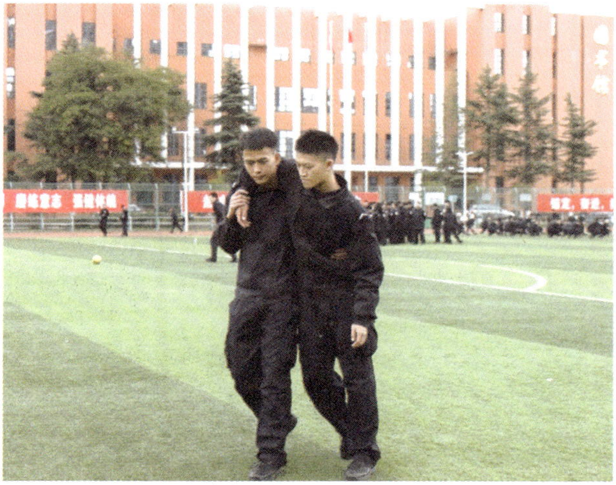

图 4-32　扶持法

（二）抱持法

适用范围：下肢骨折的伤员，禁止用于脊柱损伤的伤员。

操作方法：救护人员将一只手臂放在伤员的背后，用手扶住腋下，另一只手臂放在其大腿下，然后用力将伤员抱起（如图 4-33 所示）。

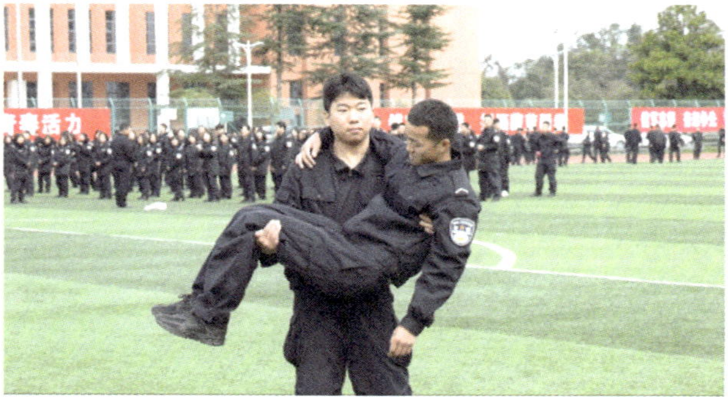

图 4-33　抱持法

（三）背负法

适用范围：适用于搬运意识清醒、老弱或年幼、体型较小、体重较轻，两侧上肢没有受伤或仅有擦挫伤，没有骨折的伤员；不适用于脊柱损伤或四肢骨折的伤员。

操作方法：救护人员背向伤员蹲下，让伤员将双臂环抱于救护人员胸前，救护人员双手抓住伤员大腿慢慢站起。在伤员虚弱的情况下，救护人员双手穿过伤员腘窝握住其腕部（如图 4-34 所示）。

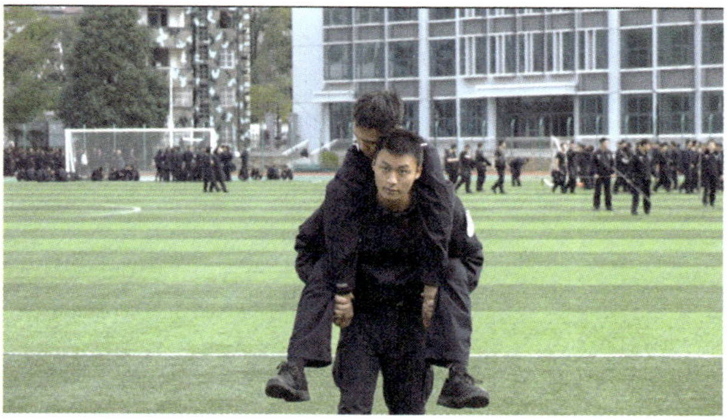

图 4-34　背负法

（四）拖行法

适用范围：适用于现场环境危险，不能行走或体重较大的伤员。

操作方法：将双手分别放在伤员两侧的腋下，将伤员拖走，也可将仰卧的伤员上衣解开，然后将其拉到头上，拉住衣服衣领将伤员拖走，或者用被褥、毯子等物拖行（如图 4-35 所示）。

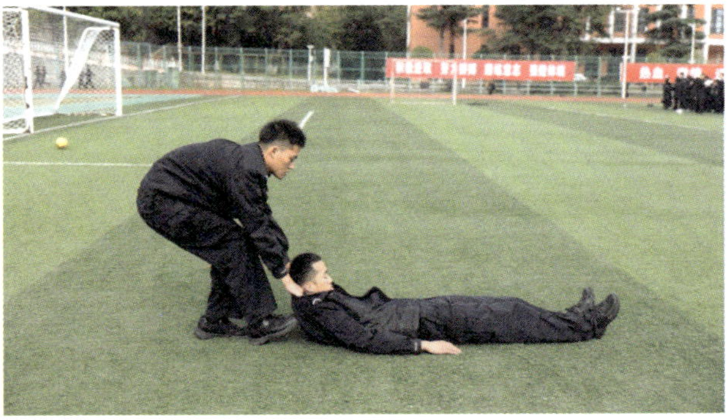

图 4-35　拖行法

二、多人搬运法

（一）椅托式搬运法

适用范围：适用于意识清楚但体弱的伤员。

操作方法：两名救护人员面对面在伤员两侧，两人同时一只手伸到伤员背后，抓紧其腰带，另一只手伸到其大腿下，握住对方手腕，然后同时缓慢起立，移动时先迈外侧腿，两人保持步调一致（如图 4-36 所示）。

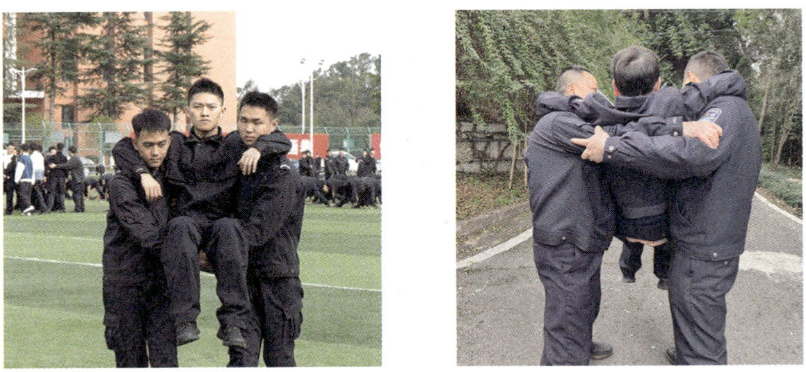

图 4-36　椅托式搬运法

（二）轿杠式搬运法

适用范围：适用于意识清楚但体弱的伤员。

操作方法：两名救护人员面对面，各自用自己右手抓握自己左手腕，然后两人互相握住对方右手腕，让伤员坐在组成的“手垫”之上，伤员两手分别搂住救护人员脖子，救护人员缓慢起立，先迈外侧腿，保持步调一致（如图 4-37 所示）。

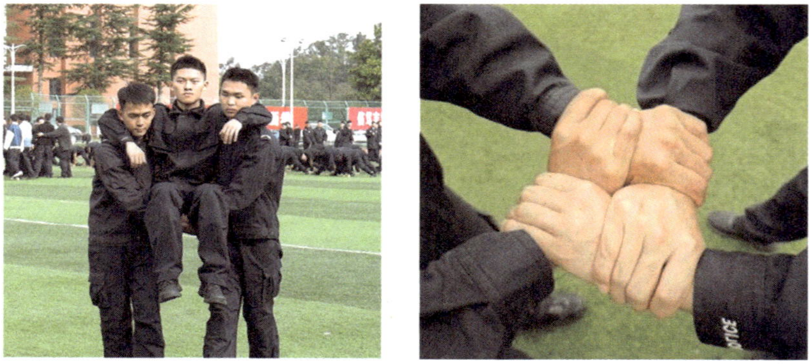

图 4-37　轿杠式搬运法

（三）拉车式搬运法

适用范围：适用于狭窄空间搬运无上肢、脊柱、骨盆及下肢骨折的伤员，或用于将伤员移上椅子、担架。

操作方法：两名救护人员，一人在伤员背后，将两手臂从伤员腋下穿过，握紧伤员腕部，环抱在其胸部；另一人背对伤员，站于伤员两腿间，然后抬起伤员两腿，两人一前一后将伤员抬走（如图 4-38 所示）。

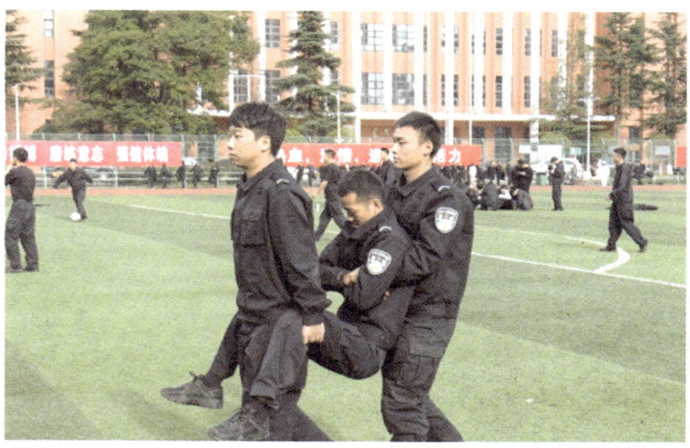

图 4-38　拉车式搬运法

三、担架搬运法

适用范围：脊柱、骨盆、下肢骨折的伤员，危重症伤员和较远路程转运的伤员。

操作方法：现场有 3~5 名救护人员时，可以将伤员移上担架，注意颈部受损伤员应有专人保护头颈部，不要使头颈部屈曲扭转。2 人托住肩背部，1~2 人托住下肢，协调一致将伤员抬上担架，转运时伤员头部向后，足部向前，这样有利于危重伤员头部的血液供应，同时使后面救护人员随时观察病情变化，抬担架的步伐要一致，平稳前行，上下坡时应调整高度，尽量使伤员保持水平位。若现场无制式担架，也可就地取材（如盾牌、椅子、门板、被单、衣服、木棍等）进行搬运（如图 4-39 所示）。

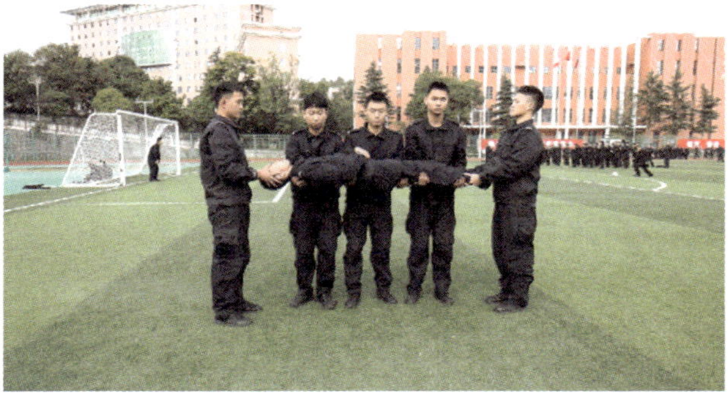

图 4-39　担架搬运法

【注意事项】

1. 搬运前做好止血、包扎、固定；

2. 对于脊柱损伤伤员应用硬板担架搬动，切忌采取其他方式搬运，避免加重损伤；

3. 在人员、器械未准备好前，切勿随意搬动；

4. 搬运途中注意观察伤员生命体征，注意保暖。

【知识小结】

一、创伤的定义与分类

1. 创伤是指由于各种原因导致的皮肤、骨骼、器官等身体部位的损伤。

2. 创伤可根据伤害性质分为：皮肤创伤、骨骼创伤、器官创伤、神经系统创伤等。

二、创伤急救的原则

1. 安全第一：在施救前确保自己的安全，避免因救助而导致二次伤害。

2. 初步评估：迅速判断伤员的情况，如意识、呼吸、脉搏等。

3. 止血：对于出血的伤口，应迅速止血，防止失血过多。

4. 固定：对于骨折的伤员，应进行固定，避免进一步损伤。

5. 紧急送医：在初步处理后，应尽快将伤员送往医院接受进一步治疗。

三、创伤急救的技能

1. 止血方法：包括直接压迫止血、止血带止血等。

2. 固定方法：对于骨折的伤员，应使用夹板、绷带等进行固定。

3. 搬运方法：在搬运伤员时，应保持平稳，避免摇晃。

四、注意事项

1. 在施救前应确保自己的安全，避免因救助而导致二次伤害。
2. 在初步处理后，应尽快将伤员送往医院接受进一步治疗。
3. 在急救过程中，保持冷静、果断，不要惊慌失措。
4. 学习并掌握基本的急救技能，以备不时之需。
5. 对于严重创伤的伤员，应立即拨打急救电话或送往医院接受专业治疗。
6. 在急救过程中，应注意保护伤员的隐私和尊严。
7. 对于轻微创伤，可就地处理或寻求附近医疗机构的帮助。

【课后练习】

一、单选题

1. 现场急救的四项技术是指（　）。

A. 清创　包扎　固定　搬运　　B. 无菌　清创　包扎　固定

C. 止血　包扎　固定　搬运

2. 人体四大生命体征指的是（　）。

A. 体温、脉搏、呼吸、血压　　B. 体温、呼吸、心跳、瞳孔

C. 呼吸、血压、心跳、瞳孔

3. 动脉出血时，血液从伤口向外喷射，其颜色是（　）。

A. 红色　　B. 鲜红色　　C. 暗红色

4. 创伤包扎的范围要求超过伤口周围（　）。

A. 1~2 厘米　　B. 3~6 厘米　　C. 5~10 厘米

5. 下列哪项不是创伤包扎的目的（　）。

A. 使伤口与外界环境隔离，以减少污染机会

B. 止痛，缓解伤员紧张情绪

C. 加压包扎可用以止血

D. 脱出的内脏纳回伤口再包扎，以免内脏暴露在外加重损伤

6. 关于骨折的固定正确的是（　）。

A. 必须使用夹板进行骨折固定

B. 固定越紧越好

C. 若骨断端裸露可将其复位

D. 若伤员存在休克，应先抢救休克再固定骨折

7. 使用止血带止血时，应注意（ ）。

A. 扎止血带时间不宜大于2小时，每30分钟松带一次，间歇30秒至60秒

B. 扎止血带时间不宜大于1小时，每30分钟松带一次，间歇30秒至60秒

C. 扎止血带时间不宜大于1小时，每30分钟松带一次，间歇30分钟至60分钟

8. 上臂上止血带的标准部位（ ）。

A. 上臂上1/3　　B. 下臂下1/3

二、判断题

1. 现场创伤急救技术包括人工呼吸，心脏复苏，止血，包扎，骨折临时固定，伤员搬运。（ ）

2. 怀疑胸部受伤伤员应立即背送医院抢救。（ ）

3. 考虑颈部受伤伤员应固定颈部不使其扭转。（ ）

4. 一下肢骨折时，可将双下肢绑在一起进行固定。（ ）

5. 伤员受伤后，应首先检查生命体征及危及生命的严重伤，处理后，方能转运。（ ）

6. 使用止血带每隔1小时应放松一次，放松时间为5~10分钟。（ ）

7. 骨折固定时皮肤与夹板之间要垫适量的软物。（ ）

8. 上臂中、下1/3部扎止血带容易损伤桡神经，应视为禁区。（ ）

9. 上止血带的松紧，应该近端以出血停止，远端以不能摸到脉搏为度。（ ）

10. 止血带使用最长时间不超过6小时。（ ）

第五章 危重伤病症现场救护

【学习重点】

熟悉常见危重伤病情的种类及特点；通过观察及徒手检查对各类危重伤病情的判断；各类危重伤病情现场急救操作要点；意识障碍的分级判断，掌握应急救护原则；熟悉休克、晕厥、昏迷的概念区别及救护措施；了解急性冠状动脉综合征的定义，熟悉其症状及应急救护；掌握脑卒中、糖尿病急症、支气管哮喘发作的救护措施原则。

【学习难点】

对各类危重伤病情的判断、现场处置；危重伤病情的现场管控和指挥；意识障碍的应急救护原则。

【学习目标】

知识目标：掌握气道异物阻塞的发现及海姆立克急救法的正确运用；掌握溺水的现场急救；掌握常见中毒的判断以及现场急救方法；熟悉气道异物阻塞的常见原因；熟悉溺水发生的原因；初步掌握心脑血管意外的判断和现场初步急救操作要点，明确其救护过程中的注意事项。

能力目标：通过学习气道异物阻塞、溺水及常见中毒的相关知识，使学生掌握气道异物阻塞、溺水以及常见中毒的现场处置方法和技能。掌握实际操作中的技巧，以及学生的应急反应能力。通过相关理论知识和案例教学，培养学生对常见危重伤病情的种类及特点的熟悉了解；在实际操作中掌握通过肉眼观察及徒手检查即对各类危重伤病情的初步判断；训练学生在各类危重伤病情现场急救操作要点和注意事项并了解相关医学背景。

素质目标：增强社会责任感，提高道德素质，通过各类危重伤病情场景的学习，让学生深刻意识到现场急救不仅需要技术，更需要一颗愿意帮助他人的心。通过学习现场急救，学生可以提高自己的道德素质，学会尊重生命，关爱他人。不断培养团队协作精神，学会在团队中发挥自己的作用。

第一节
气道异物阻塞现场处置

一、咽的生理结构及功能

（一）咽的生理结构

正常的咽部是一个长约12厘米，上宽下窄、前后扁平的漏斗形肌膜管，其横截面为半圆形，直接位于颈椎前，从颅底延伸到环状软骨下缘（即第6颈椎水平），续于食管，分为鼻咽、口咽、喉咽三部分（如图5-1所示）。

鼻咽：又称上咽，位于颅底与软腭游离缘平面之间。其前方以后鼻孔为界与鼻腔相通，后壁平对第1、2颈椎，下方与口咽相通。顶部黏膜下有咽扁桃体。

口咽：又称中咽，是口腔向后方的延续部，介于软腭与会厌上缘平面之间，通常所谓咽部即指此区。其前方经咽峡与口腔相通。口腔两弓之间为腭扁桃体。舌根上面有舌扁桃体。

喉咽：又称下咽，位于会厌上缘与环状软骨下缘平面之间，上接口咽，下连食管入口。

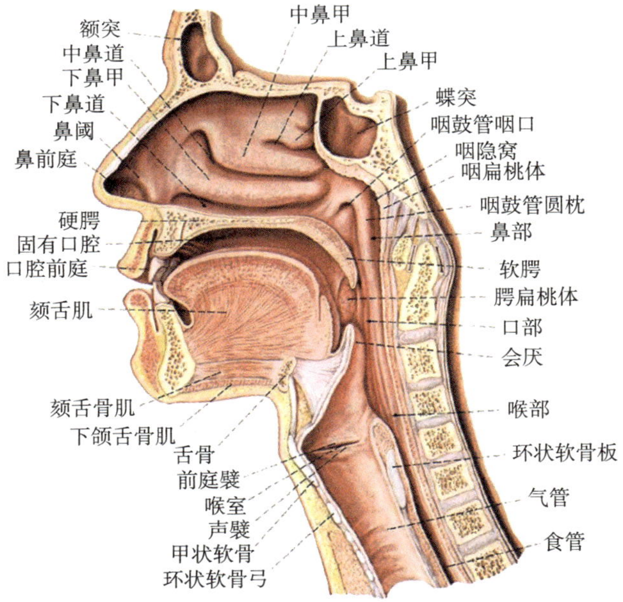

图5-1 鼻腔、口腔、咽和喉的正中矢状面

（二）咽的主要生理功能

呼吸功能：咽腔是上呼吸道的重要组成部分，黏膜含有丰富的腺体，对吸入的空气有调节温度、湿度及清洁的作用。

吞咽功能：当食团与舌根及咽峡黏膜相接触时，吞咽反射便会被触发。在食物抵达咽部之前，此阶段被称为吞咽的随意阶段，在此阶段，个体可自主决定是否咽下食物，若不愿咽下，可将其吐出。

当食物经咀嚼后进入咽部并触及舌根及其后方区域黏膜时，吞咽即转变为反射活动阶段，吞咽反射正式启动。具体过程如下：软腭上举，封闭鼻咽通道，防止食物进入鼻腔；咽缩肌收缩，对食团产生向下的压力，推动食团向下移动；会厌软骨覆盖喉入口，同时声门关闭，阻塞与喉和气管的通道，避免食物误入气管。通过这一系列协调的肌肉运动，食团得以越过会厌，顺利进入食管，进入胃内。

吞咽反射是一个复杂而精细的神经肌肉反射过程，涉及多个肌肉和神经的协同作用，以确保食物能够安全、有效地通过咽部进入食管。吞咽动作一经发动即不能中止。

防御保护功能：主要通过咽反射来完成。一方面，协调的吞咽反射，可封闭鼻咽和喉咽，在吞咽或呕吐时，避免食物吸入气管或反流鼻腔；另一方面，当异物或有害物质接触咽部时，会发生恶心呕吐，有利于异物及有害物质的排出。

言语形成功能：咽腔为共鸣腔之一，发音时，咽腔和口腔可改变形状，产生共鸣，使声音清晰、和谐悦耳，并由软腭、口、舌、唇、齿等协同作用构成各种语言。

综上所述，咽喉是人体气道和食道并行的地方。所谓气道，就是吸入与呼出气体的通道，也就是气管，只供气体通过。会厌软骨是将气体和食物分流的装置，会厌向上开放，人就能进行呼吸，会厌向下盖住喉腔，水和食物就不能进入气道。一般来说，会厌分流功能受神经系统自动控制，但孩子的神经系统发育多不完善，吞咽反射功能尚未发育健全，所以最容易发生液体、固体物质误入气道。

二、气道异物阻塞

气道异物阻塞是异物阻塞气管腔 50%以上时，则出现气短、呼吸困难、喘鸣等，常被误诊为支气管哮喘而延误治疗。异物进入气道，可能出现两种情况：气道完全阻塞和气道不完全阻塞。不完全阻塞很常见，几乎每个人都经历过，如喝水的时候，突然被呛到，就属于这种情况。一般我们马上会控制不住地剧烈咳嗽，这种咳嗽是一种保护性反应，它可以利用肺部的气体把异物冲击出来，从而解除气道梗阻，使人转危为安。

完全性气道异物阻塞是一种极其危急的状况，它意味着气道被异物完全阻塞，致使肺部无法进行正常的气体交换。此时，患者会突然无法说话，因为声带无法在被异物阻塞的气道中振动发声；无法呼吸，新鲜空气无法进入被异物阻塞的气道；也无法咳嗽，气道阻塞使得有效的咳嗽反射无法产生。由于严重缺氧，患者面色会变得灰暗紫绀，皮肤和黏膜呈现出这种颜色是缺氧的明显表现。紧接着，大脑因缺氧会导致意识丧失，进而昏迷倒地。若不及时采取紧急救治措施恢复气道通畅，患者的生命将面临极大威胁。因此，一旦发现此类情况，必须争分夺秒地进行急救，为患者赢得生机。

（一）气道异物阻塞的常见原因

1. 饮食不慎。成年人大多发生在进餐过程中，因进食急促、过快，尤其在摄入大块的、咀嚼不全的食物时，进餐的同时又大笑或说话，很容易使一些肉块、鱼团、菜梗等滑入呼吸道。

2. 酗酒。大量饮酒时，由于血液中酒精浓度升高，使咽喉部肌肉松弛而吞咽失灵，食物团块便极易滑入呼吸道。

3. 个别老年人因咳嗽、吞咽功能差，或不慎将义齿或牙托误送入呼吸道。

4. 婴幼儿和儿童常有口含异物的习惯，且因防御咳嗽力弱、反射功能差，一旦嬉笑或啼哭时，会因深吸气而将口腔中的物品吸入呼吸道。

5. 昏迷患者因舌根坠落，胃内容物和血液等返流入咽部，也可能阻塞呼吸道入口处。

知识链接

气道异物阻塞多发于 1 岁左右的幼儿，幼儿喉部反射神经没有完全建立，异物到咽喉部时，声门没能及时关闭，导致异物进入主气道。在生活中像花生、瓜子等坚果类；果冻、糖果类；葡萄、龙眼等小个水果类；大块肉类或者多刺的鱼，以及汤圆等糯米类吃食等食物均能引起婴幼儿和儿童气道异物阻塞。

（二）气道异物阻塞表现

1. 气道不完全阻塞。

（1）“V 形”手势，即用手掐住自己的颈部（气道异物阻塞的被动姿势）；

（2）咳嗽、喘息或咳嗽无力；

（3）呼吸困难，吸气——高调声；

（4）面色青紫、发绀。

2. 气道完全阻塞。

（1）“V 形”手势，即用手掐住自己的颈部（气道异物阻塞的被动姿势）；

（2）不能咳嗽、说话，呼吸困难、反复发作的喘息；

（3）低氧症状（如耳郭、嘴唇呈青紫色）；

（4）面部涨红、憋气、说话或呼吸困难；

（5）异常呼吸音。

（三）气道异物阻塞的急救方法

海姆立克急救法，又称海氏手技，由美国医生海姆立克先生发明。1974 年，他凭借此方法成功抢救了一名因食物阻塞呼吸道而窒息的患者。1975 年被美国医学会以其名字命名，这是一项主要用于气道异物阻塞现场急救的技术。该法在全球广泛应用，拯救了众多生命，故而被赞为“生命的拥抱”。海姆立克先生也被称为世界上拯救生命最多的人。一旦遇到气道异物梗阻的紧急情况，必须迅速采取海姆立克急救法进行救治，刻不容缓。

海姆立克急救法，利用冲击腹部，突然向其上腹部施压，迫使其上腹部下陷，造成膈肌突然上升，使受助者的胸腔压力骤然增加，由于胸腔是密闭的，只有气管一个开口，故胸腔（气管和肺）内的气体就会在压力的作用下自然地涌向气管，每次冲击将产生 450~500 毫升的气体，从而就有可能将异物排出，恢复气道的通畅。海姆立克急救法主要用于呼吸道完全阻塞或严重阻塞的患者。

（四）现场救护方法

1. 立位腹部冲击法。

适用范围：适用于意识清醒的成人。

操作方法：患者立位，救护人员站在受助者身后，一腿在前，插入患者两腿之间呈弓步，另一腿在后伸直；从背后抱住其腹部，一手握拳，将拇指一侧放在患者腹部（剑突下与脐上腹中线部位）；另一手握住握拳之手，急速冲击性地、向内上方压迫其腹部，反复有节奏、有力地进行，以形成的气流把异物冲出。患者应作配合，头部略低，嘴张开，以便异物吐出（如图 5-2 所示）。

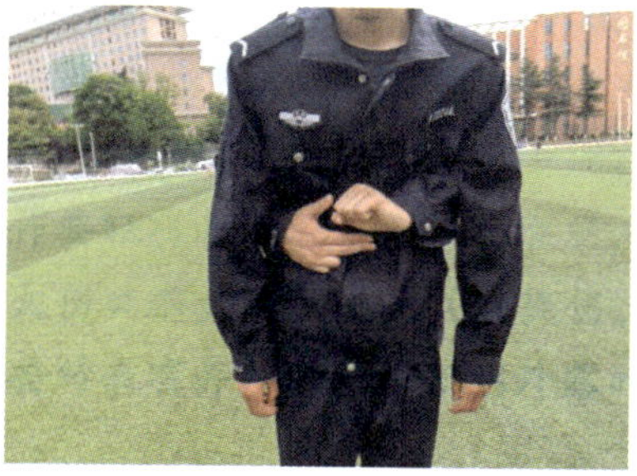

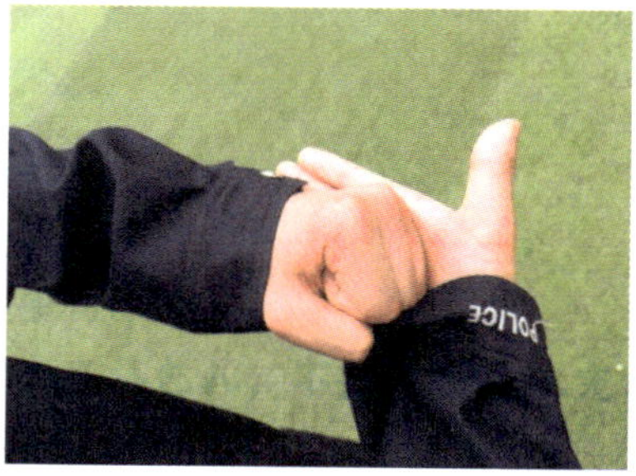

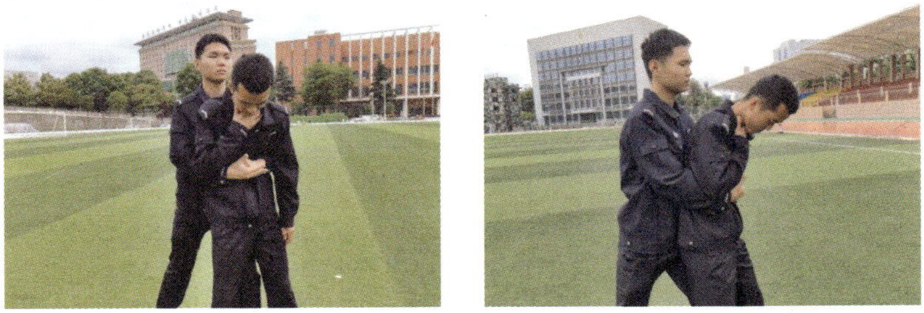

图 5-2　立位腹部冲击法

2. 仰卧位腹部冲击法。

适用范围：适用于意识丧失的成人。

操作方法：取仰卧位。救护人员两腿分开跪于患者大腿外侧地面或骑跨在患者髋部，两手掌重叠置于患者肚脐上方（剑突下与脐上腹中线部位），用掌根向前、下方突然施压，反复有节奏、有力地进行，以形成的气流把异物冲出。打开下颌，将头部偏向一侧，如异物已被冲出，则用手指迅速掏出口鼻异物（如图 5-3 所示）。

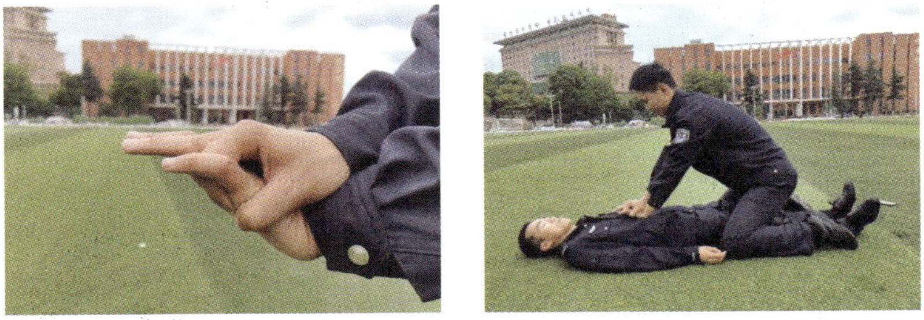

图 5-3　仰卧位腹部冲击法

3. 特殊人群处置方法。

（1）拍背、胸部快速按压法。

适用范围：1 岁以内婴儿。

操作方法：1 岁以内婴儿如果发生窒息，应先将婴儿面朝下放置在手臂上，手臂贴着前胸，大拇指和其余四指分别卡住下颌骨位置，固定住头部并打开口腔。另一只手在婴儿背上肩胛骨中间冲击 5 次。然后观察异物是否吐出。如果没有吐出，立刻将婴儿翻过来，头朝下脚朝上，仰卧放置在大腿上，一手固定在婴儿头颈部，一手伸出食指、中指，快速压迫婴儿胸廓中间位置，重复 5 次之后将婴儿翻过来重复上述步骤，直至将异物排出（如图 5-4 所示）。

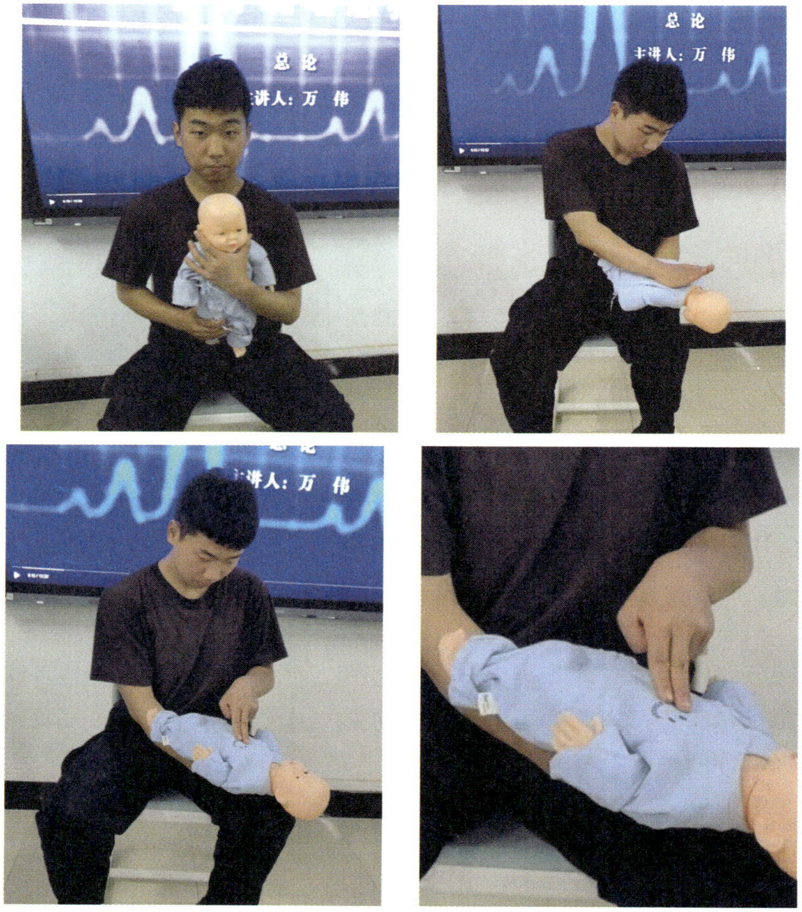

图 5-4　特殊人群处置方法

（2）胸部冲击法。

适用范围：对于极度肥胖患者及怀孕后期孕妇。

操作方法：对于极度肥胖及怀孕后期发生呼吸道异物阻塞的患者，应当采用胸部冲击法，姿势不变，只是将握拳的拇指一侧贴在患者胸骨下端即可，注意不要偏离胸骨，以免造成肋骨骨折（如图 5-5 所示）。

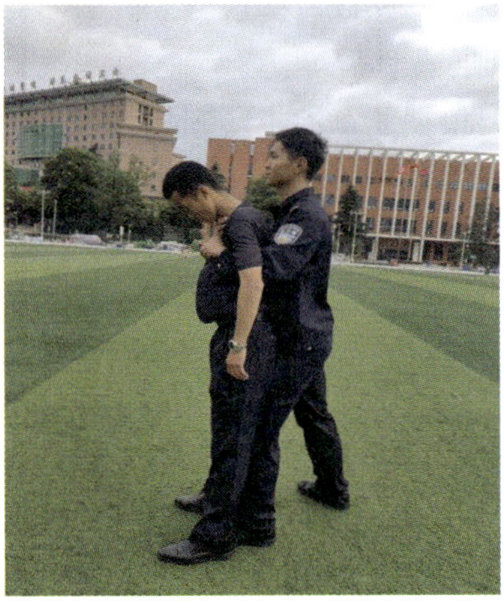

图 5-5　胸部冲击法

（3）自救腹部冲击法。

适用范围：自救。

操作方法：趁着自己意识清楚一定要争分夺秒。自己一手握成拳，另一手包裹住，快速向内向上冲击肚脐与肋骨中间的位置，直到将异物排出为止。如果自己力气不够，那么迅速寻找一把带靠背的椅子或者桌子，将自己的腹部按压在桌角、椅背或者其他坚硬的物体上向内向上冲击（如图 5-6 所示）。

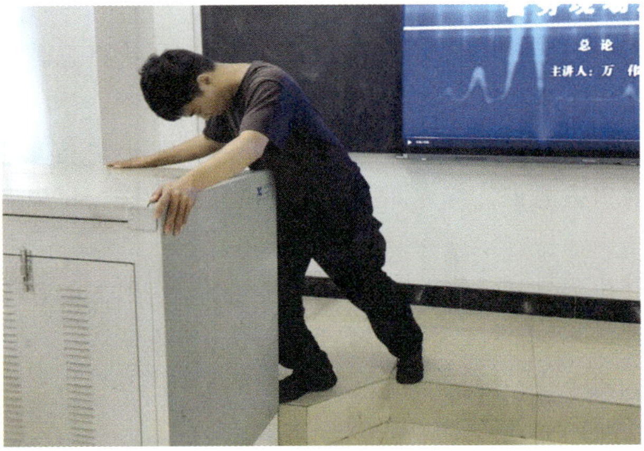

图 5-6　自救腹部冲击法

（五）注意事项

1. 针对不同对象调整力度。

（1）对成人实施时，应确实做到快、准、有力，但要避免用力过度导致其受伤，尤其是对年老体弱或有基础疾病的患者，更要谨慎控制力度。例如，老年人

（昏迷状态），因其胸腹部组织的弹性及顺应性差，容易导致脏器损伤，如腹部或胸腔内脏破裂、撕裂、出血及肋骨骨折等。

（2）对儿童实施时，要根据儿童的年龄和体型适度调整力度，用力过猛可能会对儿童的内脏器官造成损伤。对于 1 岁以下的婴儿，实施时需采用特殊的手法，如背部拍击和胸部按压相结合的方式，且力度要更加轻柔。

2. 避免错误操作。

（1）每次冲击要单独、明确、有力，避免多次重复的无效冲击，以免延误抢救时间。

（2）冲击的位置要准确，一般是在患者肚脐上方两横指处、剑突下方，找准位置才能发挥最大的效果。

3. 密切观察患者状态。

（1）在实施过程中，要密切观察患者的面色、意识等情况。如果患者的面色由青紫转为红润，或者开始有咳嗽等反应，说明急救可能有效。

（2）如果患者在急救过程中出现疼痛加剧、呕吐等异常情况，应立即停止操作，检查是否有其他问题。

4. 后续处理。

（1）如果异物排出，要及时清理患者口腔和呼吸道内的残留物，确保气道通畅；但避免盲目使用手指清理呼吸道，除非可以明确看见异物。尤其针对婴幼儿而言，更不建议用手指清除婴儿口腔异物。

（2）即使异物排出后，患者情况有所好转，也应尽快将患者送往医院进行进一步检查和治疗，以确保患者没有其他潜在的损伤。

5. 特殊情况处理。

（1）如果患者失去意识，应立即停止海姆立克急救法，将患者置于平卧位，进行心肺复苏。

（2）对于肥胖患者或者孕妇，实施海姆立克急救法时可能需要调整手法和位置，必要时应立即寻求专业医疗人员的帮助。

6. 严禁在真人身上进行海姆立克急救法操作训练。

生活安全小贴士

危险的物品放置在孩子够不着的地方；给小孩子吃的食物尽量切成条状；小孩子大哭或大笑时，不要喂食；眼光不要离开正在吃饭或玩耍的小孩；让小孩子坐着吃饭，不要边跑边吃；进食时养成良好的饮食习惯，吃东西时不要说话及大笑；如果出现了异物阻塞的情况，可以通过海姆立克急救法进行改善；如果气道异物阻塞的情况比较严重，通过海姆立克急救法无法得到改善，还需要及时去医院的急诊科，通过气管镜手术的方式进行治疗。

第二节 溺水现场处置

一、概述

人民网舆情数据中心发布的《2022 中国青少年防溺水大数据报告》统计数据显示，[①] 我国每年约有 5.9 万人死于溺水，其中未成年人约有 5.6 万，占 95% 以上。因溺水造成的伤亡位居我国 0~17 岁年龄段首位，占比高达 33%；1~14 岁溺水事故的比例超过 40%，青少年溺水问题是一个不容忽视的安全隐患。

（一）溺水的概念

淹溺又称溺水，是指因浸入或浸没于水或其他液性介质中导致呼吸损害的过程。淹溺引起的窒息死亡称溺亡。

（二）溺水的病理生理学

溺水事件始于气道被液体覆盖的瞬间。在这一紧急状况下，溺水者的第一反应往往是屏息以试图保护自己。然而，这种屏息状态通常仅能维持短暂时间，在 30~60 秒内，溺水者便会因严重的缺氧而丧失意识。

在意识丧失之前，溺水者可能会经历吐水或将水吞入口中的过程。值得注意的是，无论是主动还是被动地尝试呼吸，通常仅有少量水分（一般不超过 60 毫升）能够进入肺部。随着缺氧状况的加剧，溺水者的身体状况会迅速恶化，最终导致意识丧失。

缺氧的持续存在会引发一系列严重的心血管反应。初期，溺水者可能出现心动过速，随后迅速转变为心动过缓，直至发展为无脉电活动。这一系列变化最终导致心搏骤停，使溺水者陷入生命危险之中。

在意识丧失与死亡之间的这段关键时期，溺水者的气道仍存在保护性反射。这种反射机制可能会在口咽部位接触到大量水分时，触发反射性的吞咽动作，从而进一步加剧呼吸道的阻塞。

溺水是一种影响心脏和大脑的缺氧事件，而不是肺部问题。因此，在警务急救中，应重点强调对溺水者的迅速救援和有效急救措施，以最大限度地减少溺水事件

---

① 人民网舆情数据中心发布的《2022 中国青少年防溺水大数据报告》。

导致的悲剧性后果。

（三）溺水的分类

根据其发生机制可把溺水分为湿性溺水和干性溺水。湿性溺水是指大量水、藻、草类以及泥沙等进入口鼻、气管和肺，阻塞了呼吸道，从而引起窒息。干性溺水是指人入水后，因受强烈的刺激（如惊慌、恐惧、骤然寒冷等）引起反射性喉、气管、支气管痉挛，以致呼吸道完全梗阻，导致窒息死亡。

湿性溺水又分为淡水溺水和海水溺水，两者存在差别。淡水溺水是指由于大量水分进入血液循环，血液被稀释，出现低钠、低氯、低蛋白血症及溶血。溶血的结果使细胞内的钾大量进入血浆，引起高血钾，导致室颤，心搏骤停，造成死亡。海水溺水是由于海水的高渗氯化钠液体进入毛细血管，致使血中水分大量进入肺泡腔，造成严重肺水肿，导致心力衰竭而死亡。

（四）溺水的程度

根据溺水时间长短，淹溺可分为以下三种程度：

1. 轻度淹溺：落水片刻，吸入或吞入少量液体，有反射性呼吸暂停，意识清楚，血压升高，心率加快，肤色正常或稍苍白。

2. 中度淹溺：溺水 1~2 分钟，水可经呼吸道或消化道进入体内，由于反射依然存在，引起剧烈呛咳、呕吐，可出现意识模糊、烦躁不安，呼吸不规则或表浅，血压下降，心率减慢，反射减弱。

3. 重度淹溺：溺水 3~4 分钟，昏迷，面色青紫或苍白、肿胀，眼球突出，四肢厥冷，血压测不到，口腔及鼻腔充满血性泡沫，可有抽搐；呼吸、心搏微弱或停止；胃扩张，上腹膨隆。

（五）溺水发生的原因

1. 不会游泳意外落水。

2. 在游泳过程中，时间过长力气耗尽或受冷水刺激发生肢体抽搐或肢体被植物缠绕等。

3. 在水库或不熟悉水域游泳时，不小心被水流卷入漩涡。

4. 在浅水区跳水，头撞硬物，发生颅脑损伤而溺水。

5. 潜水意外，或投水自杀。

6. 游泳过程中原发疾病（心血管、癫痫等）急性发作。

7. 入水前饮酒或者服用过量的镇静药物等。

二、溺水现场救助

一般情况下，未经过专业水面救援不应贸然下水对溺水者进行救助，应立即高声呼救，也可尝试在周边环境寻找救助物品，如竹竿、木棍、绳子等。溺水现场救助主要包括水中救护和岸上救护。

（一）水中救护

水中救护的步骤包括“伸→扔→划→去”。

伸：伸出一根杆子、桨或树枝，让溺水者抓住。

扔：向溺水者扔一些浮在水面上的东西，如船垫、个人漂浮装置、救生圈（有绳或无绳）或任何能浮在水面上的东西。

划：使用一个划艇到达溺水者，让他们抓住船的后部，别让他们弄翻船。

去：非专业人员请勿入水，去寻求帮助。如果必须下水，试着和溺水者之间保持一个漂浮装置的距离。

有专业水中救援能力且在其他防护措施（如绳索保护、救生器材）的保护下，应从溺水者后面靠近，用手固定住溺水者的头部，使其口鼻露出水面，采取仰泳的方式将溺水者拖向岸边，防止被慌乱挣扎的溺水者抓住。同时高声呼救，争取帮助，启动紧急医疗服务系统。有条件的可以采用漂浮的脊柱板救护溺水者，有必要者可进行人工呼吸。

（二）岸上救护

1. 溺水者被救起后尽量放置侧卧位，立即清除其口鼻异物，无须控水。无呼吸心跳者，立即给予两次人工呼气，然后做胸外按压，五个循环后判断复苏效果。

至于心肺复苏前是否要控水，目前认为吸入肺中的水不易压出。而进入胃部的水却与呼吸无关，因此不必要控水。即使控水，时间应控制在一分钟以内。

2. 如果溺水者有呼吸心跳，意识不清，应清除口鼻异物，保证呼吸道通畅，密切观察呼吸心跳变化。如果有呼吸、心跳，意识清楚，保证呼吸道通畅，实施其他救护措施。如果溺水者自主能力正常，可协助其自行采用催吐方法排出胃内的水，催吐有致误吸的风险，救护人员应随时观察溺水者。

3. 应急救护有效，溺水者会恢复心跳呼吸，可用干毛巾擦拭其全身，自四肢、躯干向心脏方向摩擦，以促进血液循环，并注意保暖。

4. 启动紧急医疗服务系统进行现场救护或送往医院救治。

三、注意事项

1. 溺水急救的心肺复苏仍应遵循传统的 A—B—C，即开放气道→人工呼吸→胸外按压。要判断溺水患者是窒息性心脏停搏，还是呼吸先停，心搏后停，所以复苏的关键就在于复苏呼吸。

2. 对于溺水导致呼吸、心跳停止的受助者，不要轻易放弃抢救，特别是低体温情况下。原理在两个方面，第一个方面是呼吸停止后，心跳不会立即停止，而是心率减慢。心跳没停，脑部的供血就不会中断，同时，心率减慢，心肌耗氧量下降，能使心跳维持相对更长的时间。第二个方面是周围血管收缩，以保证脑组织等重要脏器的血供。同时低温环境下人体代谢率降低、耗氧量降低，从而可以使脑组织耐受相对更长时间的缺氧。

3. 无须控水。常规使用的控水方式，控出的多为胃中的内容物，极少控出肺中水分，反而容易造成胃内容物反流误吸，可能阻塞气道，引起肺部感染。同时控水也耽误了心肺复苏的时间，让溺水的人失去了最佳的复苏时机。

4. 低温情况下，注意保暖。从水中救出的许多人都体温过低，这可能会使救援和复苏变得复杂。应注意使溺水者恢复温暖并保持正常体温。

5. 保护自我，无能力不要贸然跳入水中。

生活安全小贴士

防溺水“六不准”：不准私自下水游泳；不准擅自与他人结伴游泳；不准在无家长或老师带领的情况下游泳；不准到无安全设施、无救护人员的水域游泳；不准到不熟悉的水域游泳；不准不会水性的学生擅自下水施救。防溺水“两会”：教育学生发生险情会相互提醒、劝止报告；会基本的应急自救、求助、报警办法。防溺水“四知道”：提醒家长要知道孩子去哪里，和谁去，去做什么，何时回来。

第三节 常见中毒现场急救

一、概述

（一）中毒的概念

中毒是生物体受到毒物作用扰乱或破坏机体的正常生理功能，引起功能性或器质性改变后出现的疾病甚至死亡。毒物是指引起中毒的化学物质。中毒按发生、发展的过程，可分为急性中毒、亚急性中毒、慢性中毒。现场急救主要是针对急性中毒而言的。它是日常生活中常发生的意外，病情急骤，变化迅速，必须尽快作出诊断与救护处理。急性中毒一般表现为起病急、潜伏期短，如在高浓度硫化氢环境下，可发生“闪电样死亡”。而中毒的严重程度与剂量有关，多呈剂量—效应关系。毒物与非毒物之间并不存在明显的界限。而急性中毒的起病快慢与毒物的毒性、接触毒物的剂量、个人的防护、所处场所的通风状况等因素有关。

引起中毒的原因有很多，如在工作中接触工业毒物所致中毒，因空气、水源、土壤受毒物污染而中毒，食物污染所致中毒，误服有毒的动植物所致中毒以及药物滥用中毒，等等。

（二）中毒的途径

毒物的吸收途径多种多样，包括经呼吸道、消化道、皮肤、黏膜以及静脉和肌肉吸收。这些途径使得我们在日常生活中随时可能接触到毒物，从而增加中毒的风险。因此，我们需要时刻保持警惕，避免接触可能的毒源。

1. 经呼吸道吸收：有毒有害物质经呼吸道进入人体。

2. 经消化道吸收：液态或固态的毒物污染手或食物后，可随食物进入消化道；意外误食有毒物质、过量服用药物等，毒物进入消化道后主要由胃肠道吸收。

3. 经皮肤、黏膜吸收：有些毒物可直接通过污染的衣服经皮肤吸收，一些脂溶性毒物（有机磷农药）可穿透表皮而到达真皮层，经血管和淋巴管吸收。毒物经黏膜吸收较快，多与呼吸道吸收中毒同时发生。

4. 经静脉和肌肉吸收：有些药物经静脉或肌肉注射进入人体，引起机体过敏或中毒，发病迅速。

（三）毒物的代谢与排出

1. 毒物的代谢。毒物进入人体后，主要在肝脏代谢。多数毒物代谢后毒性降低（解毒），但也有少数毒物代谢后毒性反而增强。

2. 毒物的排出。毒物在体内进行代谢的同时，它们也在不断地通过各种途径排出体外。其中，肾脏是体内毒物排出的主要途径。另外，气体和易挥发的毒物还可以通过呼吸道以原形的形式排出。而一些特定的重金属，如铅、汞、锰、砷等，则可以通过消化道和乳汁的途径排出体外。

（四）应急救护原则

（1）救护人员要保护自身安全，做好自我防护，尤其是救护气体中毒的患者时危险最大。

（2）迅速将中毒者脱离中毒环境，并保持其呼吸道通畅。注意：气体中毒时，要将中毒者向上风方向移动。

（3）对于经口误服的中毒者，可以立即催吐，但需要注意，对于神志不清、惊厥及误服强酸强碱者不能催吐，也不能因为催吐耽误去医院的时间。

（4）清除残留毒素，如皮肤污染者应迅速脱去受污染的衣物，用大量流动的清水冲洗；污染眼睛者注意冲洗眼睛。

（5）保留好相关物品，供医学检测，明确诊断。

（6）立即拨打急救电话，及时将中毒者送往医院处置。

二、酒精中毒

酒精中毒是指个体在短时间内大量摄入酒精类饮料，或长时间摄入酒精，导致中枢神经系统出现先兴奋后抑制的状态。这种病理状态对身体健康构成严重威胁，不仅可能引发急性或慢性的身体损害，还常常因醉酒后行为失控而导致交通事故、暴力冲突等各种意外伤害。在贵州省这样的地域背景下，由于风土人情和饮酒习惯的影响，执法人员在执法过程中经常遇到因过量或长时间摄入酒精而导致酒精中毒的情况。这要求我们不仅要对酒精中毒的症状有清晰的认识，以便及时识别并处理，还要加强对公众的宣传教育，提高大家对酒精危害的认识，以减少因酒精中毒而引发的社会问题。

（一）症状

全身弥漫浓烈的酒精味、面部发红并冒汗、呼吸加深、呼吸音重。意识往往存在障碍，谵妄、嗜睡，昏睡甚至昏迷。失去知觉的后期，呼吸浅慢、脉搏快而微弱，瞳孔散大，对光反射减弱。中毒表现与饮酒量及个体耐受性有关，详见酒精中毒分期表（如表 5-1 所示）。

表 5-1　酒精中毒分期表

分期	症状
兴奋期	眼部充血，面色潮红或苍白，眩晕；言语增多、兴奋、情绪无常；易发生交通事故
共济失调期	动作笨拙，步态蹒跚，语无伦次，语言含混不清
昏睡期	面色苍白，皮肤湿冷，口唇微紫，心跳加快，瞳孔散大；甚至昏迷、抽搐、大小便失禁、血压下降，可因循环、呼吸衰竭死亡

（二）救护措施

1. 对于轻度中毒者，可以鼓励他们通过适量饮水、蜂蜜水或果汁来加快酒精在体内的代谢，并注意休息，大多数情况下症状会逐渐缓解。

2. 防止酒精中毒者发生摔倒、呕吐物窒息等意外，尽可能地使醉酒者原处侧卧（如图 5-7 所示），保持呼吸道通畅，防止呕吐物误吸引发呛咳或窒息的危险。取平卧位解开衣领，清除口鼻内分泌物，取出义齿，如呕吐时头偏向一侧，防止误吸，并且要有人看护。

3. 对于意识清醒且能够配合的患者，可以通过刺激咽后壁、舌根催吐的方法来减轻中毒症状，并在催吐后让患者食用一些糖分较高的食物，如香蕉、苹果或蜂蜜，以缓解不适。

4. 较重的酒精中毒者，立即拨打急救电话，送到医院急救。

5. 在救护过程中还要注意保暖。对于体温低、感觉寒冷的病人可因地制宜采取相应的物品，如用衣物、被服、毛毯等包裹病人的身体，保持体温。

6. 约束。应守护急性酒精中毒的患者，适当限制其活动，防止出现外伤。

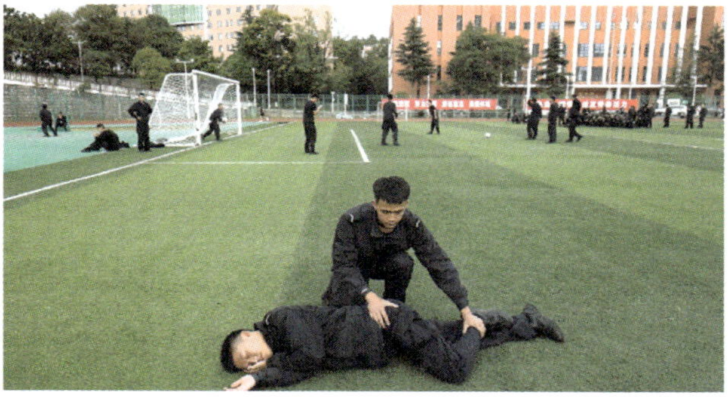

图 5-7　防止意外救护

知识链接

喝浓茶（含茶碱）、咖啡能兴奋神经中枢，有醒酒的作用，但由于咖啡和茶碱都有利尿作用，可能会加重急性酒精中毒者机体的失水，而且有可能使乙醇在转化成乙醛后，来不及再分解就从肾脏排出，从而对肾脏起到毒性作用；另外，咖啡和茶碱有兴奋心脏、加快心率的作用，加重心脏的负担；咖啡和茶碱还有可能加重酒精对胃黏膜的刺激，引起频繁呕吐，导致胃黏膜出血。因此，用咖啡和浓茶解酒并不是正确的方法。

三、食物中毒

食物中毒多由进食有毒物质或变质食物造成的急性疾病，在急性中毒事件中占主要地位，常在短时间内出现大批中毒者。有明显的季节性，夏秋季节多发细菌或毒性食物造成的食物中毒，如食物本身含有自然毒素（如河豚、毒蘑菇、发芽的土豆、不洁海鲜等）。秋冬季节多发与肉类食品相关的中毒事件，如肉毒素中毒、亚硝酸盐中毒等。

（一）症状

食物中毒的症状多样，中毒者常在进食后半小时、数小时，大多不超过 24 小时，出现以恶心、呕吐、腹痛、腹泻等为主的急性胃肠炎症状。呕吐物为食物残渣，脐周疼，腹泻，大便一日数次至数十次不等。中毒严重者可因剧烈吐、泻造成脱水、酸中毒、休克、呼吸衰竭而危及生命。

（二）应急救护原则

1. 立刻停用可能导致中毒的食物，并将其打包送检，以明确中毒原因。

2. 应尽快给予催吐治疗，排出体内未吸收的毒物，以减少毒物在胃中的吸收；同时，可让患者饮用大量清水或温开水，稀释胃内毒物后再催吐。但如果患者已经有剧烈的呕吐和腹泻症状，可不必再执行催吐、洗胃和导泻，以免造成进一步的体液丢失，加重病情，增加痛苦。

3. 保护现场，边救护边收集中毒者的呕吐物、剩余毒物、排泄物标本。尽可能明确摄入中毒食物的种类、时间及摄入量。

4. 即使病情较轻，也应认真对待，因为毒理效应尚未达到高峰。

5. 在救护过程中，务必确保患者得到充分的休息，并避免其再次摄入可能含有毒物的食物或饮料。对于出现休克等严重症状的患者，应立即平卧，双下肢尽量抬高，并尽快送往医院接受专业治疗。

生活安全小贴士

预防食物中毒要做到以下几点：（1）注意卫生：保证手部的清洁，饭前便后要洗手。同时，保持食物和厨房的清洁，避免昆虫、鼠类和其他动物接触食物。（2）食物选择：选择新鲜、卫生、无污染的食材，避免购买过期或没有卫生许可证的食物。购买肉类、鱼类和海鲜时，要确保其可靠的来源。（3）彻底烹饪：食物，尤其是肉类、海鲜和蛋类等，必须彻底煮熟，不能生吃或半熟吃。四季豆、土豆、豆芽等食材也需彻底烹饪。（4）储存食物：将食物放到冰箱保存，避免长时间存放。最好少吃或不吃剩菜剩饭。（5）避免混合：生熟食品应分开放置，处理食物的案板、刀具等也需分开，避免交叉污染。（6）彻底加热：对于储存的熟食，食用前需再次彻底加热，确保食物中心温度达到安全水平。（7）避免毒物：避免食用毒蘑菇、野味等来源不明的食物，这些食物可能含有有毒成分。发芽的马铃薯、河豚等也禁止食用。（8）反复检查：定期清理厨房，对厨具进行煮沸消毒，确保厨房环境的卫生。

四、一氧化碳（CO）中毒

在日常生活或生产中，含碳物质不完全燃烧产生一氧化碳，经人体吸入后血液碳氧血红蛋白浓度升高，引起机体不同程度缺氧表现，即为一氧化碳中毒。一氧化碳与血红蛋白的亲和力较高，而血红蛋白为人体的携氧物质，其多与氧结合。若血红蛋白与一氧化碳结合，就会导致血红蛋白丧失携氧能力，进而导致组织缺氧。

一氧化碳中毒途径通常包括工业和日常生活两个方面。工业上炼钢，炼焦，烧窑，矿井放炮等过程中可产生大量的一氧化碳，如果煤炉关闭不严，管道泄漏或通风不良，便可发生一氧化碳中毒。

在日常生活中，室内门窗紧闭，火炉无烟囱，或烟囱阻塞、漏气、倒风，以及在通风不良的浴室内使用燃气加热器淋浴都可发生一氧化碳中毒。在烧煮过程中无人看管，水溢出熄灭煤气；在饭店包厢内吃火锅或者烧烤的时候，煤气燃烧不充分，也容易引起煤气中毒。汽车在相对密闭的环境中，如车库，长时间不熄火，处于待机状态亦能引起一氧化碳中毒。

（一）症状

一氧化碳中毒最先受损的器官为大脑，主要表现为大脑缺氧，如头晕、头痛等，详见一氧化碳中毒分期表（如表 5-2 所示）。

表 5-2　一氧化碳中毒分期表

程度	症状
轻度中毒	头痛、头晕、耳鸣、全身无力、恶心、呕吐、心悸
中度中毒	除上述症状，还有面色潮红、口唇呈樱桃红色、躁动不安、呼吸脉搏加快
重度中毒	除上述症状，还有面色呈樱桃红色、昏迷、各种反射消失、大小便失禁、肺水肿、呼吸衰竭

（二）如何判断是否为一氧化碳中毒

1. 有一氧化碳吸入史，如冬季关闭门窗使用煤炉生火取暖，同室人一起发病等。

2. 有造成一氧化碳中毒的环境，如燃烧浓烟等，且缺乏良好的通风设备。

3. 有头痛，恶心，呕吐，全身无力，昏厥等症状。皮肤黏膜呈樱桃红色，重者昏迷抽搐，甚至死亡。

4. 医院测定血中的碳氧血红蛋白高于 10%。

（三）救护原则

1. 评估现场是否安全，排除险情，做好自我保护。因室内炭火取暖引起的一氧化碳中毒，应迅速将炭盆移置室外；若发现室内有大量煤气泄漏时，辅警应用湿毛巾捂住口鼻，迅速关闭煤气总阀，开启门窗，严禁在一氧化碳中毒现场拨打电话、点火和开启照明设备等，以免引起爆炸。

2. 将中毒者转移到通风良好、空气新鲜的地方，并及时拨打“120”。

3. 较轻的中毒者注意保暖，并给其含糖、盐等热饮料，有条件的可给其吸氧。

4. 丧失意识的中毒者要注意保持气道畅通，需要时进行人工呼吸。

5. 对呼吸、心脏骤停的中毒者立即进行心肺复苏。

6. 立即送有高压氧舱的医院救治。

7. 呼叫煤气公司排除故障。

【注意事项】

如发现有人因吸入一氧化碳而中毒时，首先自己要保持冷静。进入室内之前，先确认安全，再进屋，如有爆炸火灾的危险，应立即撤离现场，拨打火警电话“119”。

在空气不流通的情况下，禁止使用明火，防止一氧化碳浓度过高，遇到明火发生爆炸。务必记住，不能触动任何电器开关，如开灯或者关灯，不能在室内使用电话或手机，不能使用火柴或打火机，不能用火检漏，不能开启任何煤气用具，直到漏气情况得到控制。此外发现邻居家燃气泄漏，应敲门通知，切勿使用门铃，因为任何电火花都可能引起燃气爆炸。

当感到有煤气泄漏时，立即打开所有的门窗或走到室外，假如能够查找到一氧化碳的来源那是最好的，如关闭煤气瓶阀门、熄灭火盆里的炭等。

生活安全小贴士

煤气中毒对我们的生活和健康产生了极大的威胁，在如何预防煤气中毒方面，需要做到以下几点：第一，加强宣教，让公众意识到煤气中毒的危害；第二，正确安装和使用燃气热水器；第三，煤气管道要经常检修以防漏气；第四，有良好的通风设备，如在室内直接取暖，不要直接安放在卧室，室内一定要通风换气；第五，使用车内空调时不能将车窗全部关闭，保持车内通风。

五、农药中毒

农药对人体有不同程度的毒害，尽管现在新出的高效低毒农药日渐增多，但使用不当、防护不严、污染环境，仍可以造成人体急性中毒。

（一）有机磷农药中毒

有机磷农药属于神经毒剂，可经消化道、呼吸道及完整的皮肤和黏膜进入人体。职业性农药中毒主要由皮肤污染引起；投毒、自杀、误服等中毒主要是经消化道进入人体，农业生产过程中由于防护措施不当，会经呼吸道吸入体内而引起中毒。

1. 中毒症状。

（1）毒蕈碱样症状：又称 M 样症状，是有机磷农药急性中毒中最早出现的表现，因类似毒蕈碱作用而得名。临床表现为：恶心、呕吐、腹痛、腹泻、多汗、流涎、视物模糊、瞳孔缩小、呼吸极度困难。

（2）烟碱样症状：又称 N 样症状。临床表现为：肌纤维颤动，如眼睑、颜面、舌肌等，逐渐发展为肌肉跳动、牙关紧闭、颈项强直、全身抽搐。

（3）中枢神经系统症状：头晕、头痛、疲乏、共济失调、烦躁不安、谵妄、抽搐和昏迷。

2. 急性有机磷农药中毒的判断。在诊断急性有机磷农药中毒时，首要依据是患者有明确的有机磷杀虫药接触史。在此基础上，需细致观察并综合分析患者呈现的一系列特征性临床表现。这些表现包括但不限于：呼出气中带有明显的蒜味，瞳孔呈现针尖样缩小，身体出现大汗淋漓的现象，腺体分泌显著增多，肌纤维出现颤动以及意识障碍等典型症状。中毒程度分级详见有机磷中毒程度一览表（如表 5-3 所示）。

表 5-3 有机磷中毒程度一览表

程度	症状
轻度中毒	头晕、头痛、乏力、恶心、呕吐、流涎、多汗、视力模糊、瞳孔缩小
中度中毒	除以上症状外，腹痛、腹泻、肌颤、步态蹒跚、瞳孔明显缩小、轻度呼吸困难、轻度意识障碍
重度中毒	瞳孔如针尖大小、肺水肿、呼吸极度困难至呼吸衰竭、昏迷、大小便失禁

3. 救护原则。

（1）立即脱离中毒现场，脱去污染的衣服、鞋、帽。

（2）用大量流动的清水彻底清洗污染的皮肤、毛发和指甲。

（3）意识清醒的口服中毒者要尽快予以催吐。

（4）立即送医院进行抢救。

（二）百草枯中毒

百草枯是高效能的非选择性接触型除草剂，喷洒后能够很快发挥作用，接触土壤后迅速失活，对人、畜有很强的毒性作用，成人致死量为 5~15 毫升。大多数由于误服或自杀口服引起中毒，但也可经皮肤和呼吸道吸收中毒致死。毒性累及全身多个脏器，严重时可导致多器官功能损伤或衰竭。肺是主要靶器官，百草枯会引起肺纤维化，进行性呼吸困难，导致呼吸衰竭死亡。

1. 中毒症状。在服用后除了感觉恶心，没有其他特别的感觉，可能在数分钟或者数天以后才开始出现症状。

（1）消化系统：口服中毒者有口腔烧灼感，舌、咽部、食管及胃黏膜糜烂、溃疡，吞咽困难，呕吐、腹泻，呕血、黑便、胃肠穿孔。部分中毒者出现肝区疼痛、肝脏肿大、黄疸、肝功能异常。

（2）呼吸系统：小剂量中毒者早期可无呼吸道症状，少数表现为咳嗽、咳痰、胸闷、胸痛、呼吸困难、发绀。大剂量服毒者可在24~48小时内会逐渐显现出呼吸困难的症状，并伴随口唇发绀的体征。此外，还可能出现肺水肿乃至肺出血的严重并发症。此类重症患者往往在中毒后的1~3日内，因急性呼吸衰竭而死亡。严重者肺功能障碍导致呼吸衰竭死亡。

（3）肾脏：血尿、少尿、蛋白尿，严重者发生急性肾衰竭。

（4）中枢神经系统：头晕、头痛、幻觉、昏迷、抽搐。

（5）皮肤与黏膜：局部可出现暗红斑、水疱、溃疡等。高浓度百草枯接触指甲后，可致指甲褪色、断裂甚至脱落。眼部接触后可引起结膜及角膜水肿、灼伤、溃疡。

（6）其他：发热、心肌损害、纵隔及皮下气肿、鼻出血、贫血等。

2. 救护原则。

（1）立即催吐。可口服陶土悬液，或者就地取材用泥浆水100~200毫升口服催吐。百草枯在胃肠道的吸收率仅为5%~15%，且在酸性及中性环境中稳定，可在碱性溶液中水解。抢救时应尽早使用碱性液体充分洗胃。

（2）防止毒物继续吸收。皮肤接触者，立即脱去被百草枯污染或被呕吐物污染的衣服，用清水和肥皂水彻底清洗皮肤、毛发，不要造成皮肤损伤，防止增加毒物的吸收。百草枯眼接触者需要用流动的清水冲洗眼睛15~20分钟。

（3）拨打急救电话，送至医院救治。

生活安全小贴士

1. 做好个人防护措施。在配制和使用农药时，应穿戴好防护用品，如手套、口罩、眼镜等，避免皮肤直接接触农药。使用后要及时清洗手部、面部和其他接触农药的部位，避免残留的农药对人体造成伤害。饮食应注意，避免进食不洁食物或饮酒，以免加重身体负担，增加中毒风险。

2. 注意农药的使用方法和环境。农药应合理使用，避免过量使用或滥用。在使用农药时，应注意呼吸道和面部防护，避免逆风向喷洒，确保喷洒作业区域通风良好。

3. 农药存储过程中应远离水源、食物，并放在儿童不易触及的地方。

4. 粮食和水果收获前一个月不能喷洒农药，如果果园、菜园施用过农药，则水果、蔬菜食用前应用清水浸泡一段时间以去除残留农药。

第四节
咬伤

一、蛇咬伤

蛇咬伤，主要指被毒蛇的毒牙刺破人体皮肉后，毒蛇腺所分泌的毒液进入人体引起的中毒症状。被无毒蛇咬伤通常只会造成局部的伤口和疼痛。被毒蛇咬伤，可能出现较严重后果，严重程度由伤者自身身体条件、咬伤的部位、蛇毒注入的量、蛇毒吸收到病人血循环的速度以及被咬和应用特异的抗蛇毒血清间隔时间的长短而定。毒蛇咬伤会导致严重的疼痛和炎症，并伴有各种全身症状，如恶心、呕吐、头晕、乏力、发烧等。被以血液毒素为主的毒蛇咬伤会导致伤口周围剧烈疼痛、出血不止、肿胀，皮下可能出现发紫或大片的皮下出血发黑，甚至导致肢体坏死。被以神经毒素为主的毒蛇咬伤则可能导致伤口疼痛不明显，红肿不厉害，流血也不多，但可能出现头晕、恶心、呕吐、意识不清、昏迷、呼吸麻痹、心跳停止等症状，甚至导致死亡。所以，一旦被蛇咬伤，应立即寻求医疗救助，同时尽可能地识别和记住蛇的特征，以便医生能够更好地治疗。在等待救援时，尽量保持冷静，不要恐慌，并尽量减少移动，以防止毒素在体内进一步扩散。

知识链接

贵州省有70多种蛇，其中毒蛇约19种，如白头蝰、尖吻蝮（五步蛇）、短尾蝮、山烙铁头蛇、莱花原矛头蝮、原矛头蝮、白唇竹叶青蛇、银环蛇、眼镜王蛇等。眼镜蛇、眼镜王蛇主要分布于荔波、三都、平塘、罗甸、望谟、册亨等南部相对较炎热的地方，而尖吻蝮主要分布在北部地区，其他的毒蛇几乎全省都有分布。

（一）毒蛇与无毒蛇的区别

1. 头部外形。毒蛇的头部大多呈三角形，因为在毒蛇头两侧口角的上方有一对毒腺，由于毒腺发达，头部两侧明显扩大而呈三角形。无毒蛇因为没有毒腺，所以头部大多呈椭圆形。但是单从头部外形区别并不完全正确，因为有些有毒蛇的头部并不呈三角形，如金环蛇、银环蛇。而有些无毒蛇的头部呈三角形，如梭颈蛇（如图5-8所示）。

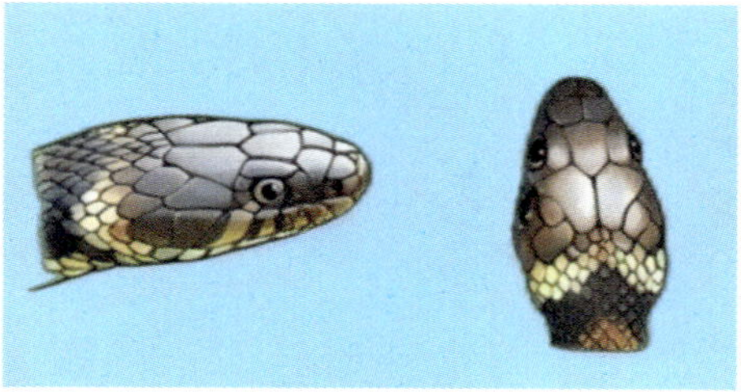

无毒蛇头

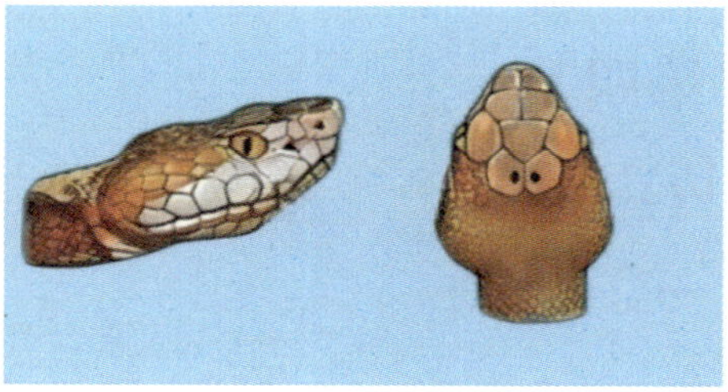

有毒蛇头

图 5-8　毒蛇与无毒蛇的区别

2. 体表。有毒蛇斑纹明显，蛇身粗短，从肛门以后突然变得尖细。无毒蛇斑纹不明显，蛇身细长，尾部长，从肛门以后逐渐尖细。

3. 有无毒牙和毒腺。有无毒牙和毒腺是区别有毒蛇和无毒蛇的主要标志。毒蛇除有毒腺外，在它的上颌骨上还长有一对或数对粗长而弯曲的毒牙。毒牙和毒腺相通，当毒蛇咬人时，毒腺内的蛇毒通过毒牙注入人体内。无毒蛇没有毒牙，因此牙齿大小相似（如图 5-9 所示）。

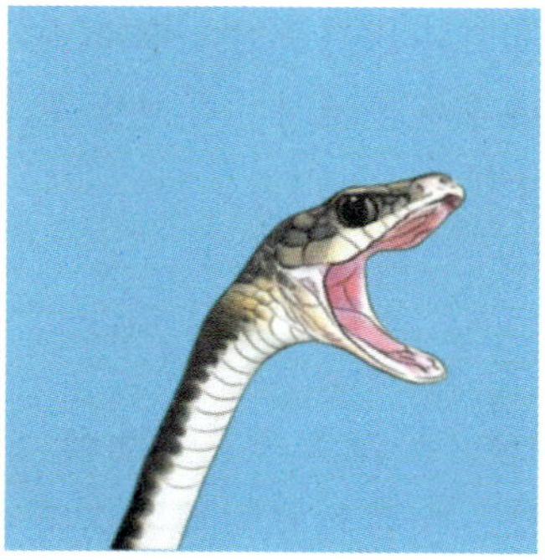

无毒蛇牙

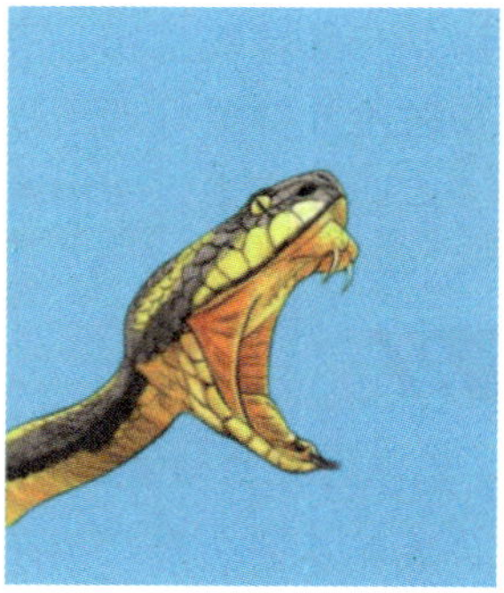

有毒蛇牙

图 5-9　毒蛇与无毒蛇的牙齿区别

4. 咬痕。被蛇咬伤后，如果从外形上一时辨别不清是否为毒蛇，或者在夜间根本没有看到蛇，那么只要细心观察伤口便可知道。无毒蛇咬人后，在咬伤的皮肤上留下一排到两排均匀而细小的牙痕；而毒蛇咬人后，除了两排均匀而细小的牙痕，还有一个以上（一般为两个）大而深的毒牙牙痕，毒蛇咬人的齿痕很明显，而且是一排，无毒蛇的是两排，牙齿均匀细小，排列整齐如弧形。如被毒蛇咬伤后，局部很快就会出现明显的肿胀、麻木、疼痛等（如图 5-10 所示）。

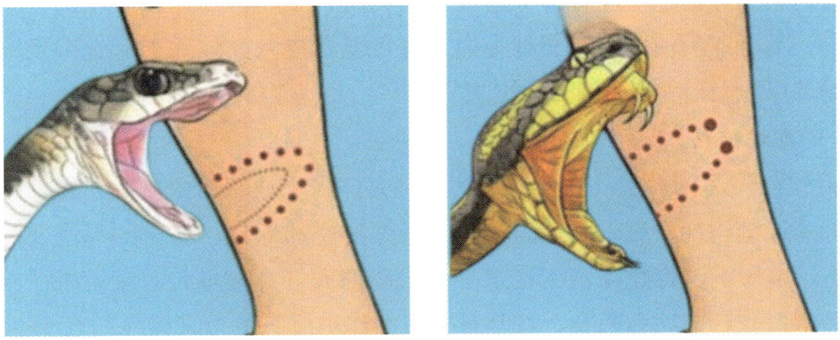

无毒咬痕　　有毒咬痕

图 5-10　咬痕区别

5. 被咬后痕状。如果被无毒蛇咬伤，伤口疼最多在 10 分钟后慢慢减轻并消失，肢体没有麻木感觉，伤口出血也不多，且很快就会止血结疤，周身没有肿胀或伤口仅有轻微红肿。如果不慎被毒蛇咬伤，则会产生生命危险，并出现中毒症状或反应，必须立即采取相应的紧急措施，及时给予救治，不同毒蛇都有其不同形态和颜色（如图 5-11 所示），被咬伤后要牢记毒蛇特征，方便及时救治。

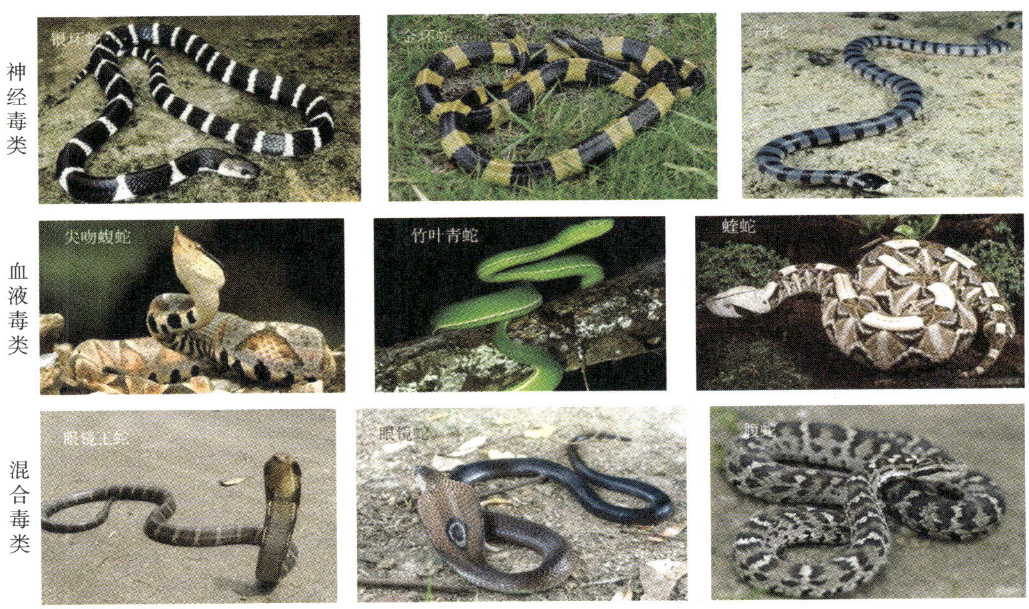
神经毒类
银环蛇
金环蛇
海蛇
血液毒类
尖吻蝮蛇
竹叶青蛇
蝰蛇
混合毒类
眼镜王蛇
眼镜蛇
蝮蛇

图 5-11　部分毒蛇形态

（二）无毒蛇咬伤

由于无毒蛇自身不含毒素，因此，被咬伤后多半只会出现局部伤口轻微出血、肿胀等情况，一般不伴有全身症状。但无毒蛇并非真正无毒，因为无毒蛇长时间生活在野外，它的牙齿上可能含有一些致病菌，所以要及时处理被咬伤的伤口。同时也要警惕，无毒蛇唾液中含有异种蛋白，有可能在进入人体后引起过敏反应，要根据伤者局部反应及时进行相应的抗过敏治疗。

（三）毒蛇咬伤

1. 毒蛇咬伤后的症状。被毒蛇咬伤后，人体出现症状的快慢及轻重与毒蛇的种类、蛇毒的计量与性质有着明显的关系，当然咬伤的部位、伤口的深浅及病人的免疫力也有一定影响，毒蛇在饥饿状态下会主动伤人，排毒量大，且后果严重。蛇毒含有毒性蛋白质、多肽和酶类，按其对人体的作用可归纳为三类（如表5-4所示）：

表5-4 毒蛇对人体的作用

蛇毒分类	毒蛇种类	局部症状	全身症状
神经毒	银环蛇 金环蛇 海蛇	局部红肿不明显，咬痕小，无渗液，仅有麻胀感	麻痹感觉神经末梢，引起肢体麻木。1~3小时后头晕、嗜睡，流涎、声音嘶哑，言语、吞咽困难，视物模糊，共济失调，严重者全身瘫痪，惊厥等
血液毒	竹叶青蛇 蝰蛇 尖吻蝮	局部剧痛，肿胀迅速向近心端蔓延，伴有出血、水疱、坏死等	影响人体血液及心血管系统，2~3小时出现发热、心悸、烦躁不安、谵妄、鼻出血、少尿或无尿、皮肤黏膜淤斑、黄疸、贫血、心律失常、休克等
混合毒	眼镜蛇 眼镜王蛇	对神经系统、血液和循环系统损害的症状均可出现，但主次不同，很快致呼吸麻痹和循环衰竭	

2. 被毒蛇咬伤后的应对。被毒蛇咬伤后保持镇定、及时就医是伤患存活的关键。

（1）立刻拨打急救电话，被毒蛇咬伤后及时注射抗蛇毒素是存活的关键。即便不清楚蛇是否具有毒性，也一定要联系救护人员，不要等毒性发作才就医。如果咬人的是毒蛇，在等待期间蛇毒就会在人体内扩散。

（2）在等待急救的时候，一定要保持冷静。心跳越快，毒液向全身扩散的速度就会越快，故被毒蛇咬伤后不要惊慌，不要大声呼叫或奔跑，避免加速毒素的吸收和扩散。

（3）让被咬伤的部位时刻处于心脏以下，以免毒液蔓延到身体其他部位。不要试图吸出伤口中的毒液。

（4）立即用清水、肥皂水反复冲洗伤口，发现有毒牙残存要及时拔除。

（5）用绷带由伤口的近心端向远心端包扎，包扎整个伤肢。包扎时要注意松紧合适，通过包扎法降低淋巴回流速度，减慢蛇毒扩散。绑扎无需过紧，以动脉搏动稍微减弱为宜。

（6）详细记录蛇的外观。蛇的长度、粗细、颜色、花纹、印记、头部形态、瞳孔形状。尽量给蛇照相，并带着照片就医。

3. 注意事项。

（1）不要冷敷或者使用冰袋。冷敷或冰袋会减缓血液循环，让蛇毒留在肌体中，从而加重肌体的损伤。

（2）保持伤口原状，切勿切开、吸吮或挤压伤口。切开伤口可能会导致伤口感染，并且毒蛇的牙都有弯钩，毒液侵袭的部位不好预估。

（3）不要用嘴吸吮毒液，毒液可能会通过口腔黏膜侵入体内，同时口腔的细菌也可能侵入伤口，引起感染。

（4）不要尝试杀死毒蛇带给救护人员鉴定。这么做危险系数很大，可能再次被蛇咬伤，也会浪费宝贵的急救时间。很多抗蛇毒血清都是多价的，可以治疗多种蛇毒。

（5）在不能确定是否为毒蛇的情况下都按毒蛇的处理方法处理。

知识链接

蛇毒是从毒蛇蛇头毒腺中分泌的一类物质，成分十分复杂，主要由20~30种蛋白质组成，约占干重的90%。蛇毒中包括5~15种酶，其中3种为非酶活性蛋白或多肽，如神经毒素、膜活性肽、舒缓激肽增强肽、肌肉毒素血因子等；另外5%~20%为小分子肽、氨基酸、糖类、脂类、生物胺及无机盐等。蛇毒为蛋清状半透明的黏稠液体，易溶于水，易产生泡沫。新鲜的蛇毒含有50%~80%的水分。蛇毒的水溶液一般呈弱酸性或近中性。蛇毒的毒性成分易被活性炭吸收，能穿过各种滤器，能透过火胶棉胶囊。蛇毒可被强酸、强碱、氧化剂等破坏，遇甲醛、乙醇、酚类和重金属盐类等则失活变性去毒性，但仍可保持免疫原性。

二、猫犬类抓咬伤

猫犬类抓咬伤是指被猫狗抓咬，所引发的皮肤、软组织及肌肉的损伤。抓咬伤程度可轻可重，取决于动物的大小、撕咬力和当时的具体情况。例如，轻微的抓咬伤会在皮肤上留下轻微的痕迹，可逐渐自行消失；但是严重的抓咬伤可导致皮下出血并伴有伤口；更重的抓咬伤使皮肤的完整性遭到破坏，形成挫裂创甚至组织器官缺损，创缘不整齐。咬伤时，除造成局部的损伤外，由于动物的口腔牙缝、唾液内容常存在多种致病菌及病毒，尤其是其有丰富的厌氧菌，如破伤风杆菌、气性坏疽杆菌族等，可造成伤口迅速感染。因动物咬伤的伤口常较深、组织破坏多，非常适合厌氧菌繁殖并容易发展成非常危险的状态，甚至导致死亡。

被猫犬抓咬伤后有易感染狂犬病毒的风险。狂犬病毒可侵犯中枢神经系统，是人畜共患的自然疫源性疾病。狂犬病毒能在猫狗的唾液腺中繁殖，抓咬人后通过伤口残留唾液使人感染，潜伏期长短不一，多数为1~3个月，绝大部分患者会在3个月内发病，也有部分患者的潜伏期较长。这与年龄、伤口部位、伤口深浅、入侵病毒数量和毒力等因素相关。由于狂犬病无特效药物，故病死率极高，近乎100%。

（一）猫犬类抓咬伤的临床表现

咬伤部位出现淤点、流血、红肿疼痛等，甚至烦躁、怕风、恐水、畏光、痉挛抽搐，最终导致瘫痪而危及生命。

（二）猫犬类抓咬伤的危害

1. 一般性的抓咬伤大部分可以治愈。此病早期诊断和及时治疗后，一般愈后良好。

2. 大型狗咬伤，伤口较深或伤及重要的脏器、大血管等，可造成失血性休克等严重后果，进而危及生命。

3. 部分被疯狗咬伤，受伤严重、没有及时治疗的患者，有大出血风险，或患上狂犬病，可危及生命。

4. 锋利、尖锐的牙齿啃咬导致的深入刺伤，会引起组织损伤和细菌感染入侵，任何被咬破的皮肤伤口都要及时处理，因为可能会造成伤口感染。

被狗咬伤后，应及时对伤口进行规范的处理，并及时就医治疗，一般愈后良好。但是需要警惕预防狂犬病的发生。无论猫犬类是否打过狂犬病疫苗，被咬伤后最好去医院打狂犬病疫苗，虽然有些宠物没有狂犬病，但不代表没有携带狂犬病毒。狂犬病的发病率虽然比较低，但是一旦发病死亡率近乎100%。同时被任何一种动物咬伤后都存在患破伤风的潜在危险。

（三）现场救护措施

1. 用大量肥皂水或温水冲洗伤口至少20分钟，减少感染的危险。

2. 不包扎伤口，立即到疾控中心注射狂犬疫苗和破伤风抗毒素。

3. 及时送医接受专业治疗。狂犬病暴露分级及处置原则如表5-5所示。

表 5-5　狂犬病暴露分级及处置原则

暴露分级	接触方式	暴露程度	暴露后免疫预防处置
Ⅰ级	1. 接触或喂养动物 2. 完整皮肤被舔舐 3. 完好的皮肤接触狂犬病动物或人狂犬病例的分泌物或排泄物	无	确认接触方式可靠则不需处置
Ⅱ级	1. 裸露的皮肤被轻咬 2. 无出血的轻微抓伤或擦伤	轻度	1. 处理伤口 2. 注射狂犬病疫苗
Ⅲ级	1. 单处或多处贯穿皮肤的咬伤或抓伤 2. 破损的皮肤被舔舐 3. 开放性伤口或黏膜被唾液污染（如被舔舐） 4. 接触蝙蝠	重度	1. 处理伤口 2. 注射狂犬病被动免疫制剂（抗狂犬病血清/狂犬病人免疫球蛋白） 3. 注射狂犬病疫苗

（四）注意事项

1. 就地、立即、彻底冲洗伤口，是决定抢救成败的关键，切不可忘了冲洗伤口，或者马马虎虎冲洗一下。及时的伤口清洗都是猫狗抓咬伤的首要操作，即使是已经结痂的创口也需揭开痂皮清洗。

2. 不要包扎伤口！

知识拓展

如果被人咬伤，同样有被感染狂犬病的风险。人咬伤需要及时对伤口进行清创处理，进行无菌的包扎。如果是轻度咬伤只需清创。如果咬伤严重，可以适当服用消炎药以避免感染，并及时接种破伤风抗毒素，防止破伤风的发生。人的口腔中有很多细菌，尤其是一些人可能不注意口腔卫生，会有更多的细菌，容易感染。如果对方带有狂犬病毒、艾滋病毒等，就有被感染此类病毒的风险，情况就相对较为严重，您需要及时到医院进行相应检查，以及及时进行治疗。

第五节
烧烫伤

烧烫伤是由火焰、沸水、热油、电流、热蒸气、强酸强碱等引起的组织损害。

轻者损伤皮肤，出现肿胀、水疱、疼痛。重者皮肤烧焦，甚至血管、神经、肌腱等同时受损，呼吸道也可能被烧伤。烧伤引起的剧痛和皮肤渗出等因素可导致休克，晚期甚至可能出现感染、脓毒血症等并发症而危及生命。所以发生烧烫伤后，第一时间应尽快脱离险境并紧急处理，尽量消除致伤因素，现场进行自救，这往往有助于减轻损伤程度，有利于伤病员的恢复。

一、临床特点

烧烫伤往往会造成组织出现变性坏死，体液渗出引起组织水肿、变性。小面积浅度烧伤，体液渗出有限，经代偿不影响全身的有效循环血量。大面积或深度烧伤时，因大量渗出、休克、感染等病理变化，易并发脓毒症和多器官功能障碍。烧烫伤的严重程度主要根据烫伤的部位、面积大小和烫伤的深浅度来判断。烧烫伤在头面部，或烫伤面积大、深度深的，都属于严重烧烫伤。

（一）烧伤面积的估算

烧伤面积指皮肤烧伤区占人体表面积的百分数。常用中国九分法计算或手掌法估算。大面积烧伤常与九分法联合使用。

1. 中国九分法：将成人体表面积分为 11 等份，其中头面颈部为 9%，双上肢为 2 个 9%，躯干前后（各占 13%）及会阴（占 1%）为 3 个 9%，双下肢包括臀部为 5 个 9%+1%（46%），成人和儿童各部面积计算稍有区别（如表 5-6 所示）。

表 5-6　成人和儿童各部面积计算表

部分	成人各部位面积（%）	少儿各部位面积（%）
头面颈	9×1=9（发部 3，面部 3，颈部 3）	9+（12-年龄）
双上肢	9×2=18（双手 5，双前臂 6，双上臂 7）	9×2
躯干	9×3=27（腹侧 13，背侧 13，会阴 1）	9×3
双下肢	9×5+1=46（双臀 5，双大腿 21，双小腿 13，双足 7）	46-（12-年龄）

2. 手掌法：不论年龄、性别，将病人五个手指并拢，其手掌面积即估算为 1% 体表面积。如果医生手掌与病人接近，可用医生手掌估算。小面积烧伤，一般用手掌法估算烧伤面积。

（二）烧烫伤深度判断

目前，烧烫伤深度判断主要采用三度四分法，烧烫伤分级如表 5-7 所示。

表 5-7　烧烫伤分级

<table>
<tr><th colspan="2">烧烫伤分级</th><th>具体表现</th><th>损伤及恢复情况</th></tr>
<tr><td colspan="2">Ⅰ度烧伤
（红斑性烧伤）</td><td>轻度红、肿、热、痛，感觉敏感，表面干燥无水疱</td><td>仅损伤皮肤表层，1 周左右愈合，愈合后通常不会留下疤痕</td></tr>
<tr><td rowspan="2">Ⅱ度
（水疱性
烧伤）</td><td>浅Ⅱ度</td><td>剧痛，感觉敏感，有水疱，疱皮脱落后，可见创面均匀发红、水肿明显</td><td>损伤皮肤表层和部分真皮，愈合时间一般在 2 周左右，愈合后留下疤痕的概率相对较小</td></tr>
<tr><td>深Ⅱ度</td><td>感觉迟钝，有或无水疱，基底苍白，创面潮湿</td><td>损伤皮肤表层和更深的真皮层，愈合时间约为 20 天，愈合后留下疤痕的概率会增加</td></tr>
<tr><td colspan="2">Ⅲ度</td><td>痛感消失，无弹性，干燥，无水疱，呈皮革状、蜡白、焦黄或炭化样；严重时可伤及肌肉、神经、血管、骨骼和内脏</td><td>Ⅲ度烫伤无法自行愈合，需要进行手术治疗。愈合后，会出现明显的疤痕增生</td></tr>
</table>

（三）烧烫伤的伤情分类

烧烫伤的伤情分类主要根据烧烫伤的面积、深度以及并发症的严重程度来综合判断：

轻度烧伤：总面积 9%以下的Ⅱ度烧伤。

中度烧伤：Ⅱ度烧伤总面积达 10%～29%，或Ⅲ度烧伤面积在 9%以下。

重度烧伤：烧伤总面积达 30%～49%；Ⅲ度烧伤面积在 10%～19%；或烧伤面积虽不足 30%，但全身状况较危重，已有休克、复合伤、呼吸道吸入性损伤或化学中毒等并发症。

特重度烧伤：烧伤面积 50%以上；Ⅲ度烧伤面积在 20%；已有严重并发症。

二、烧烫伤急救原则

1. 迅速脱离致伤源。
2. 立即冷疗。
3. 伤口无须包扎，覆盖创面，保护局部即可。
4. 情况严重者就近急救和转运。

三、各类烧烫伤救护措施

（一）热力烧伤

包括火焰、蒸气、高温液体、金属等造成的烧烫伤，现场救护方法为：

1. 减少余热的损害，烧伤造成的伤害大部分都是余热造成的，所以烧烫伤急救的关键是局部降温。用凉水冲是最有效的减少余热危害的办法。尽快用 15 ~ 25℃的凉水（如自来水）持续冲洗伤口 20 分钟左右，这样能中和余热，降低温度，最大限度地缓解疼痛，减轻损伤，避免和减轻瘢痕的形成。请注意千万别用冰块敷，因为冰块敷在损伤皮肤表面，会导致创面下的血管过度收缩，不利于恢复。

2. 尽快脱去着火或被沸液浸湿的衣服，特别是化纤衣服，以免着火或衣服上的热液继续作用，使创面加深。湿热的衣物应在冷水中脱下来，如果和皮肤粘连，切忌生拉硬扯，可用剪刀沿伤口周围剪开。

3. 摘除手表、手镯、戒指等饰品，以免肢体发生肿胀后，难以摘掉，造成血液循环障碍。

（二）化学烧伤

指的是强酸强碱的烧伤，其严重程度与酸碱的性质、浓度及接触时间有关。现场救护方法为：

1. 立即用吸附性强的织物擦拭蘸取，减少腐蚀性化学物在身体上的存留。

2. 用大量清水彻底冲洗。无论何种酸碱烧伤，均应立即用大量清洁水冲洗至少 30 分钟，一方面可冲淡和清除残留的酸碱，另一方面作为冷疗的一种方式可以减轻疼痛。注意用水量应足够大，迅速将残余酸碱从创面冲净。

3. 头面部烧伤应首先注意眼，尤其是角膜有无烧伤，并优先冲洗。

4. 做好自我防护，如戴手套、穿防护服等。

知识链接

在硫酸里面加水会产生热量，那么硫酸灼伤后能用水冲洗吗？硫酸灼伤首要的是尽快把硫酸去除再用大量流水反复冲洗，直至冲洗到硫酸的痕迹消失为止。不论哪个部位，都在尽量擦拭干净后用大量的流水冲洗，而不能用弱碱性溶液来中和，防止进一步灼伤。

（三）电烧伤

电烧伤是指接触电流，或者电弧产生火花起火引起的损伤。电烧伤时由于电流通过人体，不仅产生热量还会出现局部电穿孔效应。所以电烧伤的损伤程度往往比看到的创口更为严重。

电流通过人体之后有往电阻更小的地方走的特性，组织的电阻越小，电流流经产生的损伤就会越严重。在人体内电阻最小的是含有血液的组织，如血管、鼓膜、肌肉以及其他组织。人体各组织单独对电流的阻力从小到大排列为血管、神经、肌肉、皮肤、脂肪、肌腱、骨组织。所以，电流流经的范围，被热量吸收越多的，电阻越小的，可能引起的损伤越大。在电流接触人体的过程中，引起损伤的程度与接触面积，电流的强度，电压的大小，以及功率都是有很大关系的。在电弧强光的作用下，有可能会引起电光性的眼炎，甚至引起角膜的灼伤，都是比较常见的。电弧温度很高，热量在弥散的过程中，具有烫伤部位表面碳化，而深部组织健存的特性。现场救护方法为：

1. 立即切断电源，不可在未切断电源时去接触患者，以免自身被电击伤。

2. 用大量的冷水冲洗，不论伤者是否感到疼痛，均应鼓励其持续冲洗。

3. 如果伤员出现心搏骤停，应同时进行人工呼吸、胸外按压等处理，并及时转送至就近医院进一步治疗。

四、注意事项

1. 不要在创面上涂抹任何药物，严禁涂抹牙膏、酱油、黄酱、碱面、草木灰等，这些东西不但不能治疗烧伤，还会导致感染并影响医生对伤情的判断。

2. 迅速剪开并取下伤处的衣物和饰品，切不可强行剥脱。

3. 烫伤表皮水疱不要刺破，应用清洁的敷料如无菌纱布、干净毛巾等覆盖伤部，以保护创面，防止感染。这里的覆盖不是包扎，因为包扎材料很容易和创面粘在一起，从而影响局部的进一步治疗。

4. 对于严重口渴者，可口服少量淡盐水，条件许可的情况下可服用含盐、苏打、苯巴比妥钠等成分的烧伤饮料。

5. 大面积烧伤者或严重烧伤者（如呼吸道烧伤）应尽快送医治疗。

第六节
心血管意外

随着我国国民经济的飞速发展、生活水平的不断提高，饮食结构的不尽合理、体育锻炼明显缺乏、生活节奏的急剧加快、心理压力的明显增大，以及高血压病、高脂血症、糖尿病患者的大量增加等因素，使得我国的心脑血管急症患者日趋增多。

在各类危重伤情中，常见且最凶险的就是急性心肌梗死，这是一个和时间赛跑的急症，1 分钟也不能等，输给了时间，就输掉了性命。全国每 5 个死亡人口中，就有 1 人死于心脑血管疾病，掌握心血管意外的现场判断、急救，已成为应知应会的知识和技能。

一、概念

心血管意外是一个比较大的概念，具体是指心脏突然发作事件，主要有急性冠脉综合征，如急性的心肌梗死，以及急性心肌梗死以后出现的急性心力衰竭、恶性心律失常、心脏破裂等都属于心血管意外。在心血管病中，最常见且最严重的当属冠脉综合征，它的常见类型是不稳定型心绞痛、急性心肌梗死和心脏性猝死。

冠状动脉粥样硬化性心脏病简称“冠心病”，亦称缺血性心脏病，是指冠状动脉发生粥样硬化，使得血管管壁增厚、变硬，管腔狭窄或阻塞，导致心肌缺血、缺氧或坏死，它是急性冠脉综合征的病理基础。急性心肌梗死是冠心病中最严重的类型，是在冠状动脉硬化的基础上发生了冠状动脉血流突然中断（绝大多数为冠状动脉内血栓形成），造成相应的心肌持久而严重缺血，继而坏死。它已经成为中老年常见的致命性急症，是猝死的主要原因。

二、临床表现

（一）典型症状

胸痛是冠心病的最典型症状之一，当心肌缺血、缺氧时，便可产生乳酸、丙酮酸等酸性代谢产物，这些酸性物质对心肌产生刺激，心肌对这些刺激非常敏感，并产生疼痛反应。冠心病胸痛主要包括心绞痛和急性心肌梗死。

1. 心绞痛是指由于冠状动脉粥样硬化、狭窄导致冠状动脉供血不足，心肌急剧、短暂缺血、缺氧导致的心前区疼痛。心绞痛表现为阵发性的前胸压榨性疼痛感觉，疼痛多位于心前区或胸骨后，可放射至左上肢，常发生于劳动或情绪激动时，持续数分钟，经休息或含服硝酸甘油可缓解。多见于 40 岁以上人群，多数病人可有劳累、情绪激动、饱餐后、受寒等诱因。

2. 急性心肌梗死指在冠状动脉粥样硬化的基础上，心肌发生了严重、持久的缺血，继而坏死。急性心肌梗死是人类最凶险的急症之一；胸痛是急性心肌梗死最先出现和最突出的症状，典型的部位与心绞痛位置一致，为心前区或胸骨后，可向左肩、左臂放射，疼痛有时在上腹部或剑突处，同时胸骨下段后部常憋闷不适，或伴有恶心，呕吐。疼痛性质为绞榨样、压迫性疼痛，或为紧缩感、烧灼样疼痛，常伴有烦躁不安，出汗，恐惧，或有濒死感，持续时间常超过 30 分钟，甚至长达 10 余小时，经休息和含服硝酸甘油一般不能缓解。

（二）不典型症状

由于不容易引起大家的足够重视且很容易和其他疾病混淆，不典型表现的急性心肌梗死比具有典型表现的更可怕，往往会使病情恶化，甚至危及生命。当伤病患者出现下面的症状，特别是有高血压、冠心病、糖尿病等病史，尤其是有心脏病史的人群，一定不要忽略发生心肌梗死的可能性。

1. 嗓子痛。嗓子未发炎的情况下，突然出现疼痛，尤其伴有心慌、胸闷、憋气、出汗等表现。

2. 上腹痛。腹部疼痛剧烈，摸上去很柔软，用手按压，疼痛没有加重或减轻，同时还伴有胸闷、憋气、心慌、出汗、口唇青紫等。

3. 牙痛。患者说不清楚哪颗牙齿疼痛，也不红不肿，没有牙齿叩痛等，伴有胸闷、憋气、心前区不适、心慌、出汗、面色改变等。

4. 其他症状。不明原因的晕厥、心力衰竭、休克等。

大部分发生心血管意外的人群除了本身存在的病理性基础，往往还有明显的诱因，如：情绪激动、精神紧张、过度劳累、熬夜、饱餐、烟酒过度等不良生活习惯。

三、现场救护措施

1. 让患者保持平静、避免精神刺激、消除焦虑与恐惧、避免不必要的搬动，以免增加心肌耗氧量。

2. 切勿自行就医，患者原地休息，为其选一个舒服的体位，如发生呼吸困难、不能平卧时，应取半卧位或坐位，以使呼吸困难减轻。如发生血压下降或休克，应取平卧位，尽量注意让患者舒适。

3. 有条件的可以给予吸氧气，这样可以增加心肌供氧量。

4. 拨打急救电话“120”。

5. 如发生心脏骤停，应立即进行心肺复苏。

四、注意事项

1. 绝对原地休息，禁忌自行入院，拨打急救电话，等待专业医务人员的救援。

2. 健康饮食，避免进食高脂、高盐、高糖的食物。

3. 多吃新鲜当季的水果蔬菜，减少刺激性饮食。

4. 加强锻炼。

知识拓展

心脑血管疾病最好的预防方式就是运动。现在心血管意外的发病年龄越来越年轻化，心梗人人都有可能发生，预防很重要，而预防心梗最经济有效的办法就是运动。不管是年轻人还是有高血压的中老年人，都提倡进行有氧运动来有效提高自身心肺功能。如步行、慢跑、游泳、骑车、登山、球类、健身操等都是有氧运动。我们可以根据自己的身体状况和个人爱好选择适合的运动项目。

有氧运动要遵循“三、五、七”原则，减少在运动中会出现的危险。“三”指每天以快走、慢跑等方式进行锻炼，步行 3 公里左右的距离，时间在 30 分钟以上。“五”指每周要运动 5 次以上，只有规律性运动才能取得好的锻炼效果。“七”指运动后心率加上年龄约为 170 次/分，这样的运动量属中等强度。如 20 岁的人，运动后心率达到 150 次/分，这样能保持有氧代谢。若身体素质好，有运动基础，运动后年龄加心率可以到 190 次/分左右，身体差的，年龄加心率到 150 次/分左右即可，否则易产生不良影响或意外。

第七节 脑血管意外

脑血管意外与冠心病并列成为危害当代人类生命和健康的两大杀手，并具有发病率高、复发率高、致残率高、死亡率高、治愈率低“四高一低”的特点，非死即残。脑血管意外尽管没有心肌梗死的死亡率高，但治愈率却很低，患者往往会留下各种各样的后遗症。大量资料表明，存活的脑血管病患者中，50%~80%留下了不同程度的致残后遗症，如半身不遂、讲话不清、关节僵硬、智力下降等。其中，约有 3/4 的患者丧失了劳动能力，2/3 的患者需要人帮助照料生活，给整个家庭带来沉重的负担。

一、概念

急性脑血管病，又称“脑卒中”“中风”，是由于脑部血管突然破裂或因血管阻塞导致血液不能流入大脑而引起脑组织损伤的疾病，包括缺血性和出血性脑血管病。缺血性脑血管病主要是脑血栓形成脑梗死以及脑栓塞，发病率高于出血性脑血管疾病，占脑卒中总数的 60%~70%。出血性脑血管病主要是脑出血，蛛网膜下腔出血。出血性卒中的死亡率较高。脑血管病除了具有极大的破坏性外，更要命的是，它的发病率还很高。而且随着“三高”人群的增多，脑血管患者正在以每年 8.7%的速度高速增长。

我们也可以称脑血管疾病为生活方式病，不良生活习惯是导致脑血管意外的主要原因，长期熬夜、过度劳累、睡眠不足、饮食不规律、工作压力大、抽烟喝酒等不良生活习惯，都有可能导致脑血管意外。因此养成良好的生活习惯，如低糖低脂低盐饮食，规律的运动习惯，戒烟戒酒等都能有效避免脑血管意外的发生。

二、临床表现

1. 脑出血常见于白天，起病比较急，常出现的诱因是情绪激动，突然用力，焦虑、寒冷等。

症状：剧烈头疼，出现明显的意识障碍，偏瘫、偏盲、头昏、失语。

2. 脑梗死往往静态时发病，发病时，通常意识清楚，脉搏、呼吸、血压等生命体征平稳，病情进展缓慢。

症状：头昏、言语不清、精神不济，也可出现偏瘫、偏盲、剧烈头疼、失语。

3. 脑血管意外发作前，患者身体多会出现一些先驱表现。

（1）头痛加重。头痛是脑血管意外最常见的症状之一，但常常被人忽视。一般情况下，头痛可能由于工作压力大、不良的生活习惯等导致。然而，如果头痛突然加重，且伴随着恶心、呕吐等症状，就可能意味着脑出血的发生。

（2）哈欠不断。据相关数据统计，脑血管意外患者在发病前，常出现频繁哈欠的症状。这可能与大脑缺氧有关。一般情况下，睡眠不足、过度疲劳等都会导致哈欠。但如果身体机能出现下降，且哈欠持续时间较长，就应警惕脑血管意外的可能。

（3）突然眩晕是脑部血管疾病的一种常见症状，常常伴随站立不稳、意识模糊等。这种情况下，应及时就医进行检查，以排除脑血管意外的可能。特别是中老年人，由于身体机能下降，更容易出现眩晕等症状。因此，在出现眩晕等异常症状时，应提高警惕，及时就医。

（4）一侧肢体麻木，是脑血管意外的早期症状之一。由于脑部血管病变，导致血液流通不畅，就会出现一侧肢体麻木的症状。这种情况下，应及时就医进行检查，早发现早治疗，以免延误治疗时机。

三、脑血管意外的判断

疾病因素会导致脑血管意外，如高血压、高血糖、高血脂，所以不同年龄人群都要定期检查，发现患病，一定要及时治疗。脑血管虽可分为出血性与缺血性两组性质截然相反的疾病，但二者却有极为近似的表现，如头痛、头晕、恶心、呕吐；

流涎，一侧肢体无力、瘫痪，言语不清或失语，大小便失禁；甚至出现意识障碍，如嗜睡、昏迷、脑疝、死亡等。如有以上表现，均应考虑发生了急性脑血管病（如图 5-12 所示）。

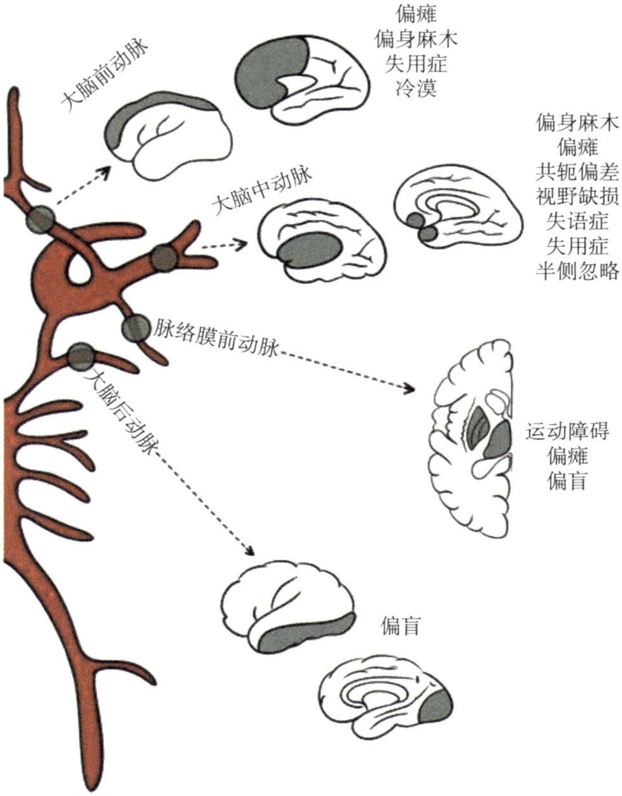

图 5-12　脑血管意外的判断

对于意识清楚的病人，在现场我们可采用简单易行“120”的判断方法进行检查，三项中有一项异常，即应考虑急性脑血管病：1 看 2 查和 0（聆）听（如图 5-13 所示）。

1—看病人有无口角歪斜、不对称，也可观察两侧面容皱纹是否对称。

2—查两手臂，让病人平举双臂，观察是否能平行举起，是否出现单侧无力。

0—（聆）听患者语音，观察是否出现言语不清、表达困难。

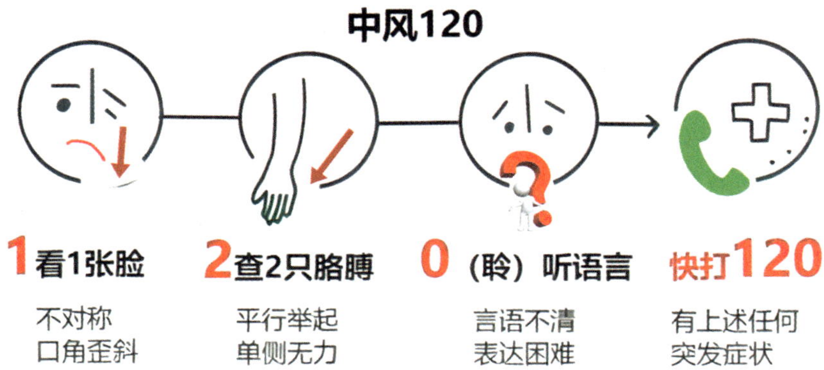

图 5-13　简单判断方法

四、现场救护措施

1. 保持安静，绝对卧床，勿枕高枕。活动有可能导致脑出血加重，避免不必要的搬动，尤其要避免头部震动。

2. 确保气道通畅，不要喂水、喂药，以免窒息。昏迷者取“稳定侧卧体位”，可防止因舌后坠、呕吐等原因造成的窒息。

3. 拨打急救电话“120”，由专业急救医生进行必要的处理后，安全、迅速地把病人送往医院。

4. 有条件的给予吸氧。

5. 密切观察生命体征，随时做好心肺复苏准备。

五、注意事项

1. 避免搬动。

2. 保持呼吸道畅通。

3. 切勿自行服药。

【知识小结】

1. 气道完全性阻塞是非常紧急的状况，如不及时治疗，数分钟之内就可能因窒息导致死亡。现场处置的关键在于迅速识别并采取有效背部叩击法、腹部冲击法（海姆立克急救法）等急救措施，以清除异物、恢复气道通畅。

2. 溺水者被救起后尽量放置侧卧位，立即清除其口鼻异物，无须控水。溺水急救的心肺复苏要按照 ABC 的顺序，即开放气道→人工呼吸→胸外按压。不要轻易放弃抢救，特别是低体温情况下。

3. 中毒事件可能由化学物质、药物、食物等多种原因引起。现场急救时，应迅速识别中毒原因，脱离毒物接触，并采取催吐、洗胃、导泻等排毒措施。急救过程中，保持呼吸道通畅和循环稳定至关重要。

4. 咬伤可能由动物或人造成，现场处理时彻底冲洗伤口，是决定抢救成败的关键，需注意清洁伤口、止血、预防感染等措施。对于动物咬伤，还需考虑狂犬病等潜在风险，及时接种相关疫苗。

5. 烧烫伤是常见的意外伤害，现场急救时应迅速脱离热源、大量凉水冲洗冷却伤口、覆盖创面保护伤口，并避免使用酱油、牙膏等民间偏方处理。对于严重烧烫伤，应及时就医，接受专业治疗，以减少疤痕形成和功能障碍。

6. 心血管意外要关注不典型症状的表现，考虑为心血管意外时确保患者保持平静、避免不必要的搬动。切勿自行就医，拨打急救电话120需求专业救护。有条件的可以给予吸氧气，如发生心脏骤停，应立即进行心肺复苏。

7. 急性脑血管病包括缺血性和出血性，二者性质截然相反的疾病，但却有极为近似的表现。现场急救应保持患者平静、呼吸道通畅，避免搬动。切勿自行服药。及时拨打120，由专业急救医生进行必要的处理后，安全、迅速地把病人送往医院。

【课后练习】

一、单选题

1. 腹式冲击法的位置在哪里？(　)

A. 胸腹正中　　B. 肚脐正中　　C. 下腹部　　D. 上腹部

2. 气道异物阻塞最主要的危害是什么？(　)

A. 缺氧　　B. 出血　　C. 休克　　D. 疼痛

3. 对于清醒，且能咳嗽的轻度气道异物阻塞患者，最佳的处理方法是什么？(　)

A. 帮忙拍背　　B. 鼓励自己咳嗽　　C. 腹部冲击法　　D. 喝一杯水

4. 一位高龄男性一边进餐一边谈笑，吞咽大块肉类后不幸发生气道异物阻塞，应该如何急救？(　)

A. 胸部冲击法　　B. 拨打“120”　　C. 腹部冲击法　　D. 手指盲勾法

5. 抢救溺水者的心肺复苏，先进行（　）。

A. 控水　　B. 人工呼吸　　C. 胸外按压　　D. 海姆立克法

6. 有机磷农药中毒的一般途径错误的是（　）。

A. 运输农药时中毒　　B. 生活中误服

C. 使用过程中污染皮肤　　D. 医源性中毒

7. 进入室内，发现有人可能一氧化碳中毒，正确的做法是（　）。

A. 立即就地抢救　　B. 立即采取海姆立克急救法

C. 立即打开门窗，流通空气　　D. 立即进行心肺复苏

8. 急性酒精中毒昏迷期最主要的死因是（　）。

A. 共济失调　　B. 休克　　C. 心律失常　　D. 呼吸麻痹

E. 脑水肿

9. 酒精急性中毒的临床表现中描述错误的是（　）。

A. 出现头痛、兴奋、欣快感、语言增多

B. 出现肌肉运动不协调

C. 出现言语含混不清

D. 表现为昏睡、瞳孔扩大、体温降低、呼吸慢而有鼾声

E. 发生酒精中毒性心肌病

10. 女性，18 岁。冬季一天清晨，同学发现其不省人事，室内煤炉取暖，门窗紧闭。送来急诊时体检：面色潮红、口唇呈樱桃红色。该患者最可能是（　）。

A. 急性巴比妥中毒　　B. 急性一氧化碳中毒

C. 急性有机磷中毒　　D. 低血糖昏迷

E. 脑血管意外

11. 下列选项中，不是急性食物中毒分类的是（　）。

A. 急性细菌性食物中毒　　B. 急性真菌毒素食物中毒

C. 急性酒精中毒　　D. 急性化学性食物中毒

12. 下列哪一选项不是急性食物中毒的特点？（　）

A. 起病时间短　　B. 潜伏期短

C. 有传染性　　D. 易集体发病

13. 以下哪项不是预防酒精中毒的措施？（　）

A. 控制饮酒量　　B. 避免空腹饮酒

C. 酒后驾车　　D. 饮酒时适量饮水

14. 农药中毒后，以下哪项不是急救措施？（　）

A. 立即脱离中毒环境　　B. 用清水冲洗接触农药的皮肤

C. 饮用大量农药以减轻症状　　D. 尽快就医

15. 对于一氧化碳中毒患者，以下哪项急救措施是正确的？（　）

A. 立即转移到通风处　　B. 不要移动患者，让患者继续处于中毒环境

C. 用热水冲洗患者身体　　D. 给予大量高热量食物

16. 下列有关酒精中毒患者的护理，不正确的是（　）。

A. 保持呼吸道通畅　　B. 观察意识状态、瞳孔及生命体征的变化

C. 按医嘱尽快使用纳洛酮　　D. 不能对患者进行保护性约束

E. 适当提高室温，加盖棉被等保暖措施，并补充能量

17. 急性脑血管疾病又称卒中，主要是（　）引起。

A. 脑栓塞　　B. 脑梗死　　C. 脑出血

D. 蛛网膜下腔出血

18. 以下不是脑血管意外特点的是（　）。

A. 发病率低　　B. 复发率高　　C. 致残率高

D. 治愈率低　　E. 死亡率高

19. 心肌梗死的病人现场救护中，下列哪个措施不正确（　）。

A. 绝对原地休息，减少刺激性　　B. 吸氧

C. 立刻自行就医　　D. 拨打急救电话，等待专业救援

20. 心血管意外最典型的表现是（　）。

A. 胸前区疼痛　　B. 气短　　C. 心慌　　D. 头痛

21. 被神经性毒蛇咬伤的局部表现（　）。

A. 局部红肿不明显，咬痕小，无渗液，仅有麻胀感

B. 局部剧痛，肿胀迅速向近心端蔓延，伴有出血、水疱、坏死等

C. 以上都有

D. 以上均无

22. 化学性烧烫伤的急救措施是（　）。

A. 织物擦拭蘸取，减少腐蚀性物质的存留

B. 大量清水彻底冲洗

C. 头面部优先冲洗

D. 硫酸类不能用水冲洗

23. 以下哪种表现为深二度烧伤（　）。

A. 轻度红、肿、热、痛，感觉敏感，表面干燥无水疱

B. 剧痛，感觉敏感，有水疱，疱皮脱落后，可见创面均匀发红、水肿明显

C. 痛感消失，无弹性，干燥，无水疱，呈皮革状、蜡白、焦黄或炭化样

D. 感觉迟钝，有或无水疱，基底苍白，创面潮湿

24. 运动后建议心率加上年龄约为（　）。

A. 160 次/分　　B. 170 次/分　　C. 180 次/分　　D. 190 次/分

二、多选题

1. 气道异物阻塞可能会出现哪些表现？（ ）

A. 无法咳嗽 B. “V 形”手势 C. 口唇发绀 D. 意识丧失

2. 气道异物阻塞好发人群包括（ ）。

A. 成人 B. 昏迷病人 C. 老人 D. 婴幼儿

3. 如果发生呼吸道阻塞的是肥胖患者或者孕妇可采用（ ）。

A. 立位上腹部冲击法 B. 立位胸部冲击法

C. 仰卧胸部冲击法 D. 仰卧腹部冲击法

4. 镇静催眠药中毒的救护原则包括（ ）。

A. 尽早拨打急救电话 B. 急送医院抢救

C. 意识清醒者，尽早催吐

D. 昏迷者保持气道通畅，解开衣领，如呼吸停止，进行人工呼吸

5. 轻度有机磷中毒的表现包括（ ）。

A. 瞳孔缩小 B. 恶心呕吐 C. 腹痛 D. 多汗

6. 醉酒的救护有哪些？（ ）

A. 适量饮水 B. 保暖 C. 适量饮用浓茶

D. 保持呼吸道通畅

7. 有机磷农药中毒途径包括（ ）。

A. 生活性中毒——食物污染、自服、误服

B. 运输过程中毒

C. 生产过程中毒

D. 使用性中毒——污染皮肤黏膜、吸入性

8. 食物中毒不包括（ ）。

A. 暴饮暴食所引起的急性胃肠炎

B. 食源性肠道传染病和寄生虫病

C. 进食者本身有的胃肠道疾病

D. 因过敏体质等摄入食物后发生的疾病

9. 食物中毒的发病特点有（ ）。

A. 食物中毒的发病与食物有关（同食者有，不食者无，停食后止）

B. 发病潜伏期短，来势急剧，呈爆发性

C. 所有中毒病人临床表现基本相似（最常见是消化道症状，如恶心、呕吐、腹痛、腹泻等，病程短）

D. 一般没有人与人之间的直接传染

10. 食物中毒的急救措施有（　）。

A. 立即终止接触毒物

B. 清除尚未吸收的毒物

C. 促进已经吸收毒物的排出

D. 使用特异性解毒剂及对症治疗

E. 生命体征监护

三、判断题

1. 为避免损伤周围的器官和组织，腹部冲击时尽量轻点。（　）

2. 婴儿发生重度气道异物阻塞时，可使用背部拍击法和胸部冲击法急救。（　）

3. 孕妇发生重度气道异物阻塞时，也可以正常使用腹部冲击法。（　）

4. 当自己发生重度气道异物阻塞时，可以借助椅背等物体辅助用力。（　）

5. 冲击时每次约 1 秒，做 5~6 次，每次推压动作要明显分开。（　）

6. 胸部冲击部位在胸骨中部，两乳头连线中点。（　）

7. 酒后喝茶和咖啡，可能加重酒精对胃黏膜的刺激，引起频繁呕吐，导致胃黏膜出血。（　）

8. 细菌性食物中毒的表现以急性胃肠炎为主，严重者可因为脱水、酸中毒、休克、呼吸衰竭而危及生命。（　）

9. 一氧化碳中毒患者面色口唇呈现紫色。（　）

10. 农药中毒后，可以用清水漱口，但不宜催吐。（　）

四、简答题

1. 对于脑血管意外的判断体现在哪些方面。

2. 简述毒蛇和无毒蛇的区别。

3. 急性心肌梗死的现场急救措施有哪些？

4. 简述烧烫伤的现场急救原则。

五、思考题

1. 如果家里有小孩，请举出至少 5 种可以减少或避免小孩子发生气道异物阻塞的做法。

2. 溺水现场急救时应注意哪些事项？

3. 醉酒后，喝浓茶和咖啡可以解酒吗？为什么？

4. 当酒精中毒者处于昏迷状态时，应该如何处理？

5. 在溺水现场急救中，将溺水者救上岸后是否需要进行腹部冲击，请结合所学的内容谈一谈你的观点。

6. 对婴幼儿而言，为什么不建议直接用手指清除婴儿口腔异物？

7. 如果发生心跳呼吸骤停，需要立即进行心肺复苏，建议从人工呼吸开始。请简述为什么溺水者的心肺复苏要从人工呼吸开始？

8. 在生活中你遇到过异物卡喉的情况吗？当时怎样处理的？

9. 当你在现场看到一名老年人摔倒在地，请简述你的现场处置流程和各项处置的原因以及注意事项。

六、案例分析题

1. 某家庭聚餐后，多人出现恶心、呕吐、腹泻等症状。请分析可能的原因，并提出预防措施。

2. 冬天，某人在室内使用炭火取暖，不久后出现头晕、乏力等症状。请判断其可能的中毒类型，并描述正确的急救方法。

3. 某农民在使用农药后，未更换衣物即进食，随后出现呕吐、腹痛等症状。请判断其可能的原因，并提出预防措施。

4. 一位成年男性在大量饮酒后出现言语不清、步态不稳等症状。请分析其可能的情况，并给出应对措施。

5. 您在公园看到一名少年在湖中挣扎，周围无人。请说明您会如何安全有效地施救。

6. 一位成年人在用餐时突然面色青紫，呼吸困难，疑似气道异物阻塞。请描述您会采取的急救步骤。

主要参考文献

[1] 李丹．警察现场急救教程．中国人民公安大学出版社，2024.

[2] 沈洪，刘中民．急诊与灾难医学．人民卫生出版社，2023.

[3] 袭雷鸣．实用急救手册．华夏出版社，2022.

[4] 徐汉军．实用院前急救手册，人民卫生出版社，2022.

[5] 王庭槐．生理学．人民卫生出版社，2021.

[6] 贾大成．急救，比医生快一步．天津出版传媒集团，2019.

[7] 贾大成．急救车到来前，你能做什么？．江苏凤凰文艺出版社，2016.

[8] 王小团．现场急救．南京大学出版社，2014.

[9] 丁文龙，刘学政．系统解剖学．人民卫生出版社，2023.

[10] 陆远强，杨云梅．现代心肺脑复苏（第2版）．浙江大学出版社，2023.

[11] 高野，张淑华，闫立强．公安现场急救操作规范．中国人民公安大学出版社，2012.

[12] 马渝，董荔．公众急救手册 1 心脏骤停急救篇 图文版．重庆大学出版社，2022.

[13] ［美］Roy L. Alson Kyee H. Han John E. Campbell. 国际创伤生命支持教程．陈志主译．科学出版社，2021.

[14] 美国心脏协会．基础生命支持实施人员手册．浙江大学出版社，2021.

[15] 何亚荣，郑玥，周法庭，等．2020年美国心脏协会心肺复苏和心血管急救指南解读——成人基础/高级生命支持．华西医学，2020（11）.

[16] 罗点点．心肺复苏和放弃心肺复苏．癌症康复，2022（2）.

[17] 钟高亮．了解心肺复苏．健康之家，2023（14）.

[18] 武秀昆．院前急救标识的规范与统一．中国急救医学，2013（5）.

[19] 张楠，王江山，姜辉，朱华栋．施救者不同按压体位对心肺复苏质量的影响．中国急救医学，2024（1）.

附　录

一、《中华人民共和国民法典》

第一编　第八章　第一百八十三条　因保护他人民事权益使自己受到损害的，由侵权人承担民事责任，受益人可以给予适当补偿。没有侵权人、侵权人逃逸或者无力承担民事责任，受害人请求补偿的，受益人应当给予适当补偿。

条文释义：本条是关于见义勇为受到损害后的民事责任的规定。所谓见义勇为，是指在没有法定或约定义务的前提下，为保护他人的人身、财产权益，制止各种侵权行为、意外事件发生的救助行为。因保护他人权益使自己受到损害的，受到损害者有请求权，承担民事责任的主体和受益人的补偿义务如下：一是原则上由侵权人承担民事责任。二是受益人可以给予适当补偿主要是考虑到受益人因受害人的付出使自己的权益免受或者少受损害，对受害人因此所受到的损害，受益人可以给予适当补偿。三是受益人应当给予适当补偿的两种情形：一是没有侵权人，二是侵权人逃逸或者无力承担民事责任。在这两种情形下，受害人请求补偿的，受益人应当给予适当补偿。

第一编　第八章　第一百八十四条　因自愿实施紧急救助行为造成受助人损害的，救助人不承担民事责任。

条文释义：确认了自愿实施紧急救助行为可以作为免责的规定，也称为“好人条款”，在于鼓励自愿的救助行为。自愿实施紧急救助行为，是行为人针对紧急情势，及时对遭受困难的受助人予以救助的情形。这里的紧急情势既可能是不法侵害，也可能是受助人突发疾病、个人危难等情况。自愿实施紧急救助行为，从道德上讲是一种彰显优良道德风尚的助人为乐行为，从法律意义上讲，这是一种见义勇为的典型样态，本条对于鼓励人们见义勇为、弘扬社会主义核心价值观具有重要意义。根据本条规定，紧急救助行为人享有民事责任豁免权，应具备以下条件：一是救助人自愿实施紧急救助行为，也就是不包括专业救助行为。二是救助人以救助为目的实施紧急救助行为。三是受助人的损害与救助人的行为有因果关系。四是救助人对因紧急救助行为造成受助人的损害不承担民事责任。

二、《中华人民共和国人民警察法》

第二条第一款　人民警察的任务是维护国家安全，维护社会治安秩序，保护公民的人身安全、人身自由和合法财产，保护公共财产，预防、制止和惩治违法犯罪活动。

条文释义：人民警察的主要职责是维护国家安全、社会治安秩序，同时保护公民的人身安全、人身自由和合法财产，以及公共财产。保护公民的人身安全是人民警察的重要职责之一，在遭遇突发意外状况，现场有伤员、病患时，人民警察有义务采取紧急救护措施保障公民的身体健康。保护公民的人身安全是人民警察的重要职责之一，需要采取一系列措施来加强保护工作，确保公民的安全和自由权利得到充分保障。

第二十一条第一款　人民警察遇到公民人身、财产安全受到侵犯或者处于其他危难情形，应当立即救助；对公民提出解决纠纷的要求，应当给予帮助；对公民的报警案件，应当及时查处。

条文释义：人民警察在遇到公民人身、财产安全受到侵犯的情况时，有义务立即采取行动进行救助。这包括但不限于制止犯罪行为、保护受害者、协助医疗救助等。另外，人民警察在遇到公民处于其他危难情形时，也应积极提供救助，如遇到自然灾害、交通事故等紧急情况时，应迅速启动应急预案，组织救援行动，保障公民的生命财产安全。这一条款强调了人民警察在履行职责时应遵守的职业道德和行为规范。人民警察在救助过程中应保持冷静、果断，以保障公民的生命财产安全为首要目标，同时要尊重公民的权益和尊严，不得滥用职权或侵犯公民的合法权益。

三、《中华人民共和国人民警察使用警械和武器条例》

第十二条　人民警察使用武器造成犯罪分子或者无辜人员伤亡的，应当及时抢救受伤人员，保护现场，并立即向当地公安机关或者该人民警察所属机关报告。

当地公安机关或者该人民警察所属机关接到报告后，应当及时进行勘验、调查，并及时通知当地人民检察院。

当地公安机关或者该人民警察所属机关应当将犯罪分子或者无辜人员的伤亡情况，及时通知其家属或者其所在单位。

条文释义：人民警察在执行公务过程中，在面临复杂和危险的情况时，要尽可能减少不必要的伤害。当无法避免造成伤亡时，需要承担起相应的责任，及时救助伤者，保护现场，并向上级机关报告。不仅保障人民警察在执行公务时的安全和效率，同时也保护公民的合法权益和社会秩序的稳定。这既体现了我国公安机关以人民为中心的工作理念，也展现了人民警察全心全意为人民服务的决心和行动。

四、《公安机关人民警察现场制止违法犯罪行为操作规程》

第十三条　现场处置过程中出现人员伤亡的，公安民警应当按照本规程第七章的规定报告情况，并及时采取适当措施救治受伤人员，保护现场。

条文释义：当人民警察现场处置过程中出现人员伤亡时，应当立即按照规定的程序和要求报告情况。在救治受伤人员方面，公安民警应当第一时间采取及时有效的救护措施，来挽救伤员生命、减少伤员的痛苦和进一步的伤害。

五、《公安机关办理行政案件程序规定》

第六十二条第一款 属于公安机关职责范围但不属于本单位管辖的案件，具有下列情形之一的，受理案件或者发现案件的公安机关及其人民警察应当依法先行采取必要的强制措施或者其他处置措施，再移送有管辖权的单位处理：

（一）违法嫌疑人正在实施危害行为的；

（二）正在实施违法行为或者违法后即时被发现的现行犯被扭送至公安机关的；

（三）在逃的违法嫌疑人已被抓获或者被发现的；

（四）有人员伤亡，需要立即采取救治措施的；

（五）其他应当采取紧急措施的情形。

条文释义：针对第四项在公安机关现场执法过程中，一旦出现人员伤亡，公安民警需要根据伤势的严重程度和自身掌握的救护知识，迅速对受伤人员进行临时救治，而不应考虑是否在警务职责范围内、是否属于本单位管辖的案件，以保障伤者的生命安全和身体健康。之后，公安机关应将案件移送给有管辖权的单位进行处理。值得注意的是，这一过程体现了公安机关在执法过程中的人性关怀和专业精神，旨在最大程度上保障公民的生命安全，同时也确保了执法的公正和效率。

六、《公安机关现场执法指引》

第 1–04 条　第 3 款 救治伤员。有人员伤亡的，根据伤势危急程度和所掌握的救护知识，迅速对受伤人员采取临时救治措施。根据需要立即通知医疗急救部门到场救治，或者报告指挥中心，由其通知医疗急救部门到场救治。救治违法犯罪嫌疑人时，公安机关应当派员看管。

条文释义：当执法过程中出现人员受伤时，公安机关有责任和义务立即进行救治。该条款强调了公安机关在现场执法过程中，对于受伤的人员应当及时进行救治。这是基于人道主义和保护公民生命安全的考虑。救治伤员是紧急的，可以最大限度不受执法程序的约束，先行救治。但是，这并不意味着可以忽视其他执法程序。在救治的同时，还需要对现场进行必要的保护和控制，确保其他人员和证据的安全。同时强调与医疗机构的协同合作，根据情况的紧急性，立即通知医疗急救部门到场进行专业救治，或者向指挥中心报告，由指挥中心通知医疗急救部门。